YOU CAN HEAL YOUR LIFE

生命的重建

〔美〕露易丝·海 著

万之逸 译

南海出版公司

新经典文化股份有限公司
www.readinglife.com
出　品

目 录

第四部分　结论

第一部分

序章

给我的读者的建议

为了与读者分享我知道并一直在教授的知识，我写了这本书，其中加入了我的蓝皮小书《疗愈你的身体》（*Heal Your Body*）中的部分内容——它已被视为对引发身体不适的心理模式进行研究的重要著作，得到广泛认同。

许多读者写信给我，希望我能跟大家分享更多相关信息。曾与我共事的许多人，比如向我咨询过、参加过我在国内外举办的研习班的人，都希望我花些时间写这样一本书。

我将这本书设计成了一套连续的课程，读这本书就像你来到了我的咨询室，参加了我的一个研习班一样。

如果能循序渐进地去做书中的练习，当你完成时，你将开始改变你的生命。

我建议你先将书通读一遍，然后再次慢慢阅读，并在这一次深入地做每一项练习，对每一项练习都给予充分的时间。如果有可能，你最好与朋友或家人一起做这些练习。

本书的每一章都以一则肯定句宣言作为开篇，每一则宣言在其对应的生活领域中都非常实用。请花两到三天研究每一章的内容，并做练习。对每一章开篇的宣言，要持续多读多写。

每一章都以一次疗愈作为收尾，它由许多能改变人的观念的积极想法汇聚而成，可以每天诵读几遍。

在本书的结尾，我与你分享了我自己的故事。我知道，它将向你展示，无论我们来自何方，无论我们曾经多么卑微，我们都能彻底改变自己的生命，使它变得更好。

记住，当你运用这些观念时，我的爱和支持与你同在。

露易丝·海

我的人生哲学

我们每个人都要对自己的所有生命经历负起责任。

我们的每一个想法都在创造自己的未来。

力量的关键永远就是此时时刻。

每个人都经受着自我憎恨与内疚的折磨。

每个人都在心中认定“我不够好”，

但这仅仅是个想法，而想法可以改变。

我们身体上的每一种所谓“疾病”，都是我们自己造成的。

怨恨、责备和内疚是最具伤害性的思维模式。

放下怨恨甚至可以化解癌症。

我们必须放下过去，宽恕每一个人。

我们必须心甘情愿地开始学习爱自己。

现在就开始认可自己、接纳自己，这是积极转变的关键。

当我们真正爱自己时，生命中的一切都会顺利进行。

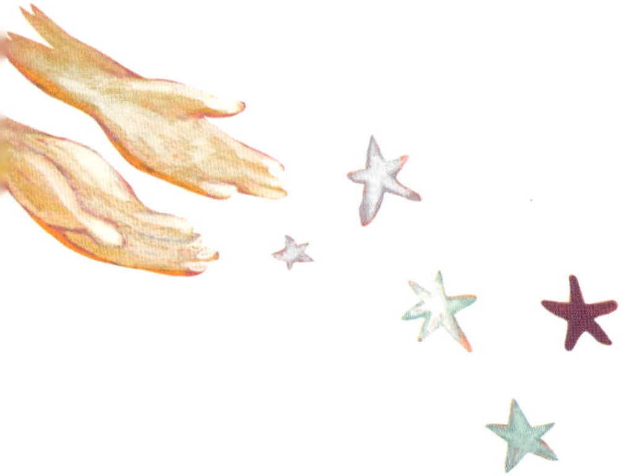

在我所处的无穷无尽的生命中，
尽管生命在不断变化，
但一切都完美、完整、完全。
没有起点也没有终点，
只有物质和经验在不断循环再循环。
生活绝不会驻足不前或一成不变，
它永不停滞，每一刻都是崭新的。

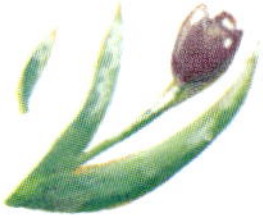

我拥有一种力量，正是这种力量创造了我，
并赋予我新的力量去创造自己所处的状况。
我欣喜地知道，我拥有智慧的力量，
并能自由自如地加以运用。
我们总在弃旧迎新，
生命中的每一刻都是崭新的开端，
对我而言，那崭新的开端正是此时此刻。
我的世界，一切都那么美好。

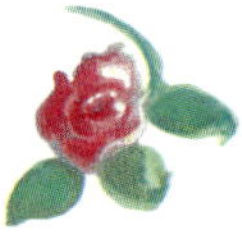

第一章

我的信念

通往智慧与知识的大门永远敞开着。

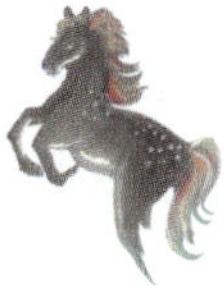

生命真的非常简单，
我们给出什么，就会得到什么

我们怎样看待自己，就会让我们成为怎样的人。我相信每个人，包括我自己在内，都应为我们生命中的一切负责，无论是最好还是最差的状况。我们每一次起心动念，都在创造自己的未来。我们的一思一想、一知一觉、一言一行，都在创造自己的人生经历。

我们创造出所处的状况，却在遭遇挫折的时候指责别人，从而放弃了我们的力量。任何人、任何地方、任何事物都无法控制我们，因为“我们”是唯一的思考者。在脑海中创造出宁静、和谐与平衡的氛围，我们就会发现我们的生命宁静、和谐而平衡。

以下两句话，哪一句你经常说呢？

“人们总是跟我过不去。”

“所有人都会伸出援手。”

这两种看法截然不同，但力量都很强大，它们会创造出截然不同的生活体验。我们相信自己是怎样的人，就会变成怎样的人，我们相信自己会拥有怎样的生活，就会拥有怎样的生活。我们的信念均会成真。

无论我们选择去思考和相信什么，宇宙都完全支持我们

换言之，无论我们选择相信什么，潜意识都会接受我们相信的一切。这意味着：我对自己与生命产生的信念，终会变成现实。无论你选择怎样看待自己与自己的生命，你的一切想法都会变成现实。思想的疆域任你驰骋，我们的人生有着无限选择。

当我们明白了这一点，选择“所有人都会伸出援手”自然就是明智之举，而不是选择“人们总是跟我过不去”。

宇宙的力量从不评判或指责我们

我们的价值观是什么，宇宙的价值观就是什么；我们如何评价自己，宇宙就会如何评价我们，它接受我们的一切。我们的生活反映了我们的信念。如果我相信生命孤苦无依、没人疼爱我，就会发现自己的世界的确如此。

不过，如果我心甘情愿抛弃上述信念，坚信“爱无处不在，爱满我心怀，我也为人爱”，并一直坚守这一信念，它就会变成现实：可爱、友善的人会走进我的生命，那些出现在我生命中的人会变得更加可爱与友善，而我也发现自己能轻松表达对他人的爱。

我们中的大多数人关于“我们是谁”的想法都很荒谬，对“该如何度过一生”有非常多僵化的规则

这样说并不是在谴责我们自己，因为此刻，我们每个人都在尽自己的最大努力，朝着最好的方向前进。如果我们了解更多，如果我们拥有更深刻的才智与认知，我们可能会以不同的方式处理问题、看待事实。请不要因为处境不佳而看低自己。你找到了这本书、发现了我，就意味着你已经准备好要让自己的人生出现一场崭新而积极的变革。为此向你自己表达感谢吧。“男人不哭！”“女人不能管钱！”这些观念是多么有限制性。

我们很小的时候，就从周围大人的反应中学习如何看待自己、看待生命

正是以这种方式，我们学会了如何看待自己与生活的这个世界。如果与你一同生活的人终日闷闷不乐、易受惊吓、心怀内疚、狂躁易怒，你就会学到许多负面情绪，并以消极的方式看待自己和周围的世界。

“我什么都干不好”“是我的错”“如果我发怒，我就是个坏人”……此类信念创造的生活，令人沮丧懊恼。

我们长大后会倾向于重现童年时的家庭情感氛围

这无所谓好坏，也无所谓对错，它仅仅是我们内心深处认识的“家”的样子。我们与自己的父母或者父母之间形成的关系模式，也可能在我们的个人关系中再现。回想一下，在寻找恋人或者上司的过程中，有多少次仅仅只是因为对方像你的父亲或母亲，你就作出了选择？

父母如何对待我们，我们也会如何对待自己。我们以相同的方式训斥自己、惩罚自己。静下心来仔细倾听，你几乎能够听见那些相同的责备言辞。如果我们在孩童时期得到了爱与鼓励，我们也会以相同的方式热爱自己、鼓励自己。

“你什么都干不好”“都是你的错”，每隔多久你会这样对

自己说？

“你真棒”“我爱你”，每隔多久你会这样告诉自己？

但我不会为此责怪父母

我们都是受害人。父母不可能教给我们他们自己都不知道的事情。如果你的父母都不知道怎样爱他们自己，就不可能教会你如何爱自己。他们已经竭尽全力，想要把他们在孩童时期学会的教给你。如果你想更多更好地理解父母，就请他们多谈谈他们自己的童年；如果你怀着同情去聆听他们的童年故事，就会知道他们的畏惧与处理事情的僵化模式源自何处。因为他们曾经受到惊吓与威胁，跟你一样感到害怕惊慌，他们那样对你只是依样画葫芦罢了。

我相信父母是我们自己选择的

我们每个人都注定会在特定的时间、特定的地点降生到这个星球上。我们选择来到这里，学习某些特定的功课，推动我们的心智成长。我们选择了自己的性别、肤色、国籍，接着我们，寻找一对特定的父母，他们反映了我们这一生要努力的方向。然而，当我们长大成人，却往往会用手指着父母，呜咽着谴责道："都是你们一手造成的！"但实际上，是我们选择了自己的父母，因为对于我们想要克服的事物来说，他们是完美的人选。

孩童时代起，我们就从父母那里学习并掌握了自己的信念系统，然后在生活中创造出各种经历体验以匹配我们的信念，如此往复，度过此生。回顾你的人生，留意一下每隔多长时间你会获得一次相同的体验？我相信，你之所以会一再地创造出那些经历，正是因为它们真实地反映了你的人生信念。我们遇到麻烦多久了？这个麻烦究竟有多严重？会如何威胁到我们的生命？其实，这些问题都无关紧要。

力量的关键永远就是此时此刻

在此之前，你经历的所有事情都由过去保持的思想与信念引起。引发这些事件的，正是昨日、上周、上个月、去年、十年前、二十年前、三十年前、四十年前甚至更久以前（这取决于你的年龄）你所想的事和所说的话。

然而，那是你的过去，它结束了，也过去了。当下重要的是此刻你对自己的所思、所想、所虑、所信、所说作出怎样的抉择，因为这些想法与话语将会创造你的未来。力量的关键永远就是此时此刻，你明天、下周、下个月、明年以及今后日子里的一切经历，正在此刻形成。

你可能会注意到此时此刻出现在脑海中的念头，它是积极的还是消极的？你希望它创造你的未来吗？那就保持对它的关注。

任何时候我们要处理的问题都只有一个，那就是思想，而思想是可以改变的

无论问题是什么，我们的经历都只是内心想法的外部呈现。即便是自我憎恨，也只是因为你憎恨心中产生的那个对自我的看法。如果你有“我是个坏人”这样一种思维，这个观点产生的情绪让你陷入其中，并为之付出代价。然而，如果你没有这种思维，就不会有这种感觉。所有的思维都能改变，改变思维，情绪也必定随之改变。

这仅仅告诉我们，我们心中的绝大多数信念从何而来。但是，请别将此信息作为沉入痛苦旋涡的借口。过去的一切已经没有能力控制我们，我们曾沉溺于一种消极模式多久、陷入多深，都无关紧要。力量的关键永远就是此时时刻！能意识到这一点，是多么美妙的事！此时此刻，我们真的能够开始获得自由。

无论相信与否，是我们自己选择了我们的思想

同一念头可能会习惯性地不断在我们脑海中重复，也因此呈现出一种假象，似乎我们并未对思想作出选择。但我们的确最初就作出了选择。我们可以拒绝采取一些特定的思维。仔细回顾，你是否经常拒绝接受对自己的积极想法？同样，你也能够拒绝接受对自己的消极想法。

就我看来，我认识的或者曾经共事的每个人，都或多或少忍受着自我憎恨和自责的折磨。我们越是憎恨和责备自己，我们的生命得以良性发展的可能性越小；自我憎恨和自责越少，人生在所有层面上都会越好。

每个与我共事过的人心底都有个相同的信念：“我不够好！”

此外，我们还时常加上一句“我做得不够”或者“我不配”。这听起来像不像你？你是否正在说、在暗示或觉得自己“不够好”？但这一结论是对谁而言呢？这是依据谁的标准得出的结论？如果这一信念非常牢固地植根于内心深处，你怎能创造一种充满爱、欢乐、健康和顺利的美好人生呢？你潜意识中的重要信念总与之相抵触，令你永远无法做到，因为总有哪一环在哪个地方会出差错。

我发现怨恨、批评、内疚和恐惧造成的问题比其他任何事情都多

这四种情绪给我们的身体与生活制造了大麻烦，它们来自对他人的责难及对自身经历不负责任的态度。如果我们都为发生在自己生命中的一切承担责任，就无须责备任何人。无论外界发生什么，都只是我们自己内心想法的映射。我并非在宽恕他人的糟糕行为，而是我们的信念吸引别人以那种方式对待我们。

如果你发现自己说“人们总是如此对我，批评我，从不为我着想，总是践踏我，还虐待辱骂我”，那么这就是“你的模式”。在你身上，有某些想法吸引他人施加这种行为。当你不再那样想，他们就会去别处，把同样的行为施加到别人身上，你也不再吸引他们。

以下列举一些这些模式在身体层面引起的后果：长久的怨恨会吞噬我们的身体，甚至导致癌症；批评作为一种长期习惯，会诱发关节炎；内疚总在寻求惩罚，而惩罚引起疼痛（如果前来咨询的人说自己浑身疼痛，我就知道他们心怀深深的内疚）；恐惧及由此引发的不安能引起诸如脱发、溃疡、脚痛一类的问题。

我发现，谅解与放下怨恨甚至能化解癌症。这听起来可能不太真实，但我相信这是真的。

我们能改变对过去的态度

过去已经结束，我们不能改变这一事实。然而，我们能够改变对过去的看法。在当下的时光中，因为很久以前有人伤害了我们而“惩罚自己”，这是多么愚蠢的事。

我经常对心怀深深怨恨的人说：“请现在就开始化解怨恨，现在做相对还比较容易，不要等到你躺在病床上，等着医生手术刀的那一天或者临终一刻再去化解，那时你可能还要应对惊恐情绪。”

当我们处在惊恐状态时，很难将心思集中在疗伤上。我们不得不腾出一部分时间先去化解自己的恐惧。

如果我们选择相信自己是无助的受害者而生活无望，宇宙就会支持这一信念，我们只能等着失败，一切会越变越糟。去除这些并不能支持、滋养我们的愚蠢过时的消极观点与信念，对我们来说至关重要。哪怕是我们对信仰的观念，也需要支持我们，而不是反对我们。

要放下过去，我们就必须愿意宽恕

我们必须选择放下过去，并宽恕每一个人，包括我们自己。我们可能不知道该怎样宽恕，也可能不想宽恕，但我们说出心甘情愿地宽恕这句话时，就开始了疗伤过程。如果要自我疗伤，放下过去并宽恕每一个人就成了必须遵守的诫命。

“我宽恕你没能按照我希望的方式行事，我给你自由。”

这一声明也给了我们自由。

所有不适都源自无法宽恕的心态

每当我们生病，就需要探寻我们的内心，看看需要宽恕谁。

《奇迹课程》（*A Course in Miracles*）一书认为，“所有不适都源自无法宽恕的心态”，而且“每当生病，我们就需要四下观望，看看我们需要宽恕谁”。

就这一观点，我还想补充的是，你发觉最难宽恕的那个人，正是最需要你宽恕的那个人。宽恕意味着放弃与顺其自然。这与对行为的宽恕没有任何关系，只是让整件事顺其自然发展而已。我们不必知道怎样宽恕，我们需要做的是甘于谅解，宇宙自然会解决“如何行事”这个问题。

我们十分理解自己的苦痛。对我们大多数人来说，无论我们最需要宽恕谁，都先要理解他们，他们也同样处于痛苦之中。我们需要明白，他们当时在运用拥有的理解力、觉知和学识，尽自己最大努力做到最好。

有人带着问题来找我，但我并不关心问题是什么——身体欠佳、缺钱、人际关系不尽如人意或是创造力被压制——我关注的事情只有一件，那就是“爱自己”。

我发现，当我们真正热爱、接受并认可自己原本的样子时，生活中的一切就步入了正轨，小小的奇迹好像无处不在。我们的健康状况得到改善，赚到了更多金钱，人际关系变得越来越令人满意，而且我们开始用各种具有创造性的方式表达自己，让自我才能得以发挥。这一切的发生似乎都无须努力。

热爱你自己、认可你自己、创造一个安全的空间、信任、奖赏与接纳，能在脑海中创造一个良好的组织架构，在你的生命中营造出更多充满爱意的关系，能让你得到一份新工作、一个更好的新居所，甚至能让你的体重恢复正常。那些热爱自己与自己身体的人，既不会虐待辱骂自己，也不会亏待他人。

当下的自我认可与自我接受是生命中每一领域积极转变的关键因素。

对我来说，热爱自己从决不再因任何事而指责自己开始。指责使我们受困于试图改变的那一模式当中。理解自己、温柔地对待自己，能帮助我们摆脱困境。记住，多年来你一直在指责自己，这种指责毫无用处。试试认可自己，看看接下来会发生什么。

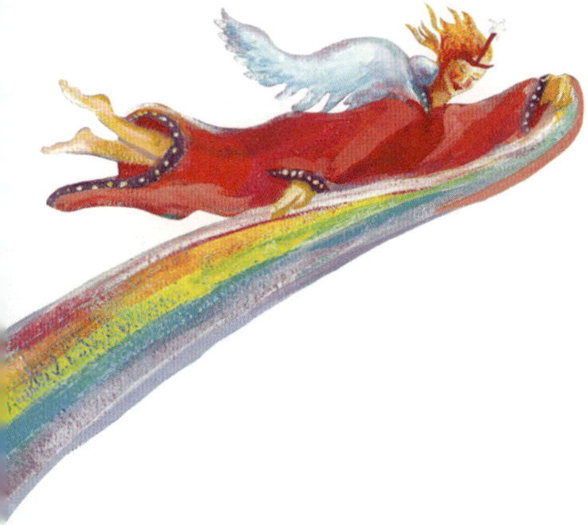

在我所处的无穷无尽的生命中，

一切都完美、完整、完全。

我相信，有一种力量每日每时每刻流经我的生命，

它远比我本身拥有的伟大得多。

我向自身拥有的智慧敞开心怀。

我知道，宇宙中只存在一种智慧。

从这唯一的智慧之中，

迎来了全部的答案、全部的解决方案、

全部的疗愈过程，以及全部的崭新创造。

我相信这一力量与智慧，

明白我需要知道的任何事物都会显现在我面前，

无论我需要什么，

我需要的一切都会在正确的时间、正确的空间，

按照正确的顺序来到我身边。

我的世界，一切都那么美好。

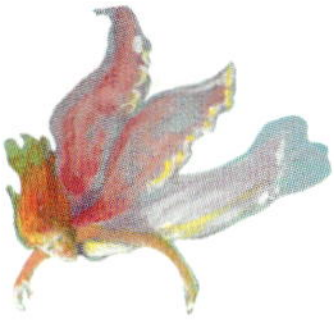

第二部分

与露易丝会面

第二章
真正的问题是什么？

审视内心是安全的。

身体状况

身体受伤、流血、疼痛、流脓、扭曲变形、胀气、酸软无力、发烧、老化、失明、失聪、腐坏……以及可能会有的其他任何症状，我想在做心理咨询时我都听到过。

人际关系

他们让人窒息，总是缺席，要求苛刻，不支持我，总是批评指责我，不爱我，从不让我独自安静一会儿，老是捉弄我，不希望我打扰，总轻蔑地对待我，从不认真听我说话……以及你可能遇到的其他任何人际关系状况，是的，这些我也都听到过。

财务状况

没有钱，或者很缺钱，钱永远不够用，花钱容易挣钱难，钱都不够付账单，钱从我的手指间溜走了……以及你可能遇到的其他任何财务困境，这些我都听到过。

生活状态

我从未得到实现自己理想的机会，人们都对我不满意，我不知道自己想做什么，我一点时间都没有，我的需求与欲望总是被忽略，我做事只是为了取悦别人，我就像一块门垫一样被人践踏，没人关心我真正想做什么，我没有天赋，我什么都做不好，我做什么都拖拖拉拉，我一事无成……以及你可能遭遇的其他任何状况，所有这些说法我都听到过，而且比你能想到的还要多。

每当我问第一次找我咨询的人过得怎么样，通常得到的答案都是上述的一种或几种。他们以为自己知道出了什么问题，但我知道，这些抱怨只是内心思想模式的外在反映。而在内心思想模式之下，隐藏着另一个更深、更基本的模式，那才是所有外部效应依存的基础。

我会向他们询问一些基本问题，听他们的表述，这些问题包括：

你的生活中正发生着什么?

你的健康状况如何?

你靠什么为生?

你喜欢你的工作吗?

你的财务状况如何?

你的感情状况如何?

上一段关系是如何结束的?

再上一段关系是如何结束的?

向我简要讲述一下你的童年。

我观察他们的身体姿势和面部表情的变化，更主要的是听他们说话。思维和语言会创造我们未来的经历。在听他们说话时，我能轻而易举地理解他们为什么会有这些特定的问题。我们说的话表明了我们的内心想法。有时，他们使用的话语与他们描述的经历不相匹配，我就知道他们并未明白究竟发生了什么，或者就是在对我撒谎。这两种可能中的任何一种都是一个起点，奠定了我们开始对话的基础。

练习：我应该……

接下来，我一般会给他们一张纸和一支笔，请他们写下以“我应该”开头的一句话。

我应该

____

____

____

为完成这句话的练习，他们大概都列了五六条“应该”做的事。有人觉得难以下笔，而有人觉得难以停笔，因为想一一写下的东西实在太多。然后，我会让他们一句句依次向我朗读所写的话，每一句都以“我应该”开头。他们每读一句，我就会问一次“为什么”。

给出的答案既有趣又给人启迪，比如：

> 我母亲曾说我应该那样做。
>
> 因为如果不那样做，我就会感到害怕。
>
> 因为我必须做到完美。
>
> 因为每个人都必须那样做。
>
> 因为我太懒、太矮、太高、太胖、太瘦、太笨、太丑、太没用。

这些答案向我表明，他们的信念中哪里出了问题，他们在哪里受困，以及他们认为自己的弱点有哪些。我对他们的答案不作任何评价。等他们读完，我会开始就“应该”这个词谈一些看法。我相信“应该”是我们的语言中最具杀伤力的一个词。每当我们使用“应该”这个词时，实际上是在说“错了”，暗示我们要么“正在犯错”，要么“已经犯了错”，要么“即将犯错”。我不认为我们在生活中需要更多的“错误”，我们需要的是拥有更多选择的自由。我真想把“应该”这个词从词汇表中永远抹去。我会把它换成“可以”这个词，“可以”给了我们选择，而且我们永不犯错。

然后，我又让他们重新一句句朗读自己写的话，而这一次每句话都以“如果我真的想，我就可以”开头，这给这一话题注入了一抹亮色。在他们朗读的时候，我轻轻地问他们：“你为什么没去做呢？”各种答案如下：

我不想。

我害怕。

我不知道怎么做。

因为我不够好。

多年来，他们一直不停地为某些一开始就不想做的事情严厉指责自己；或者他们一直批评自己，就因为没去做那些自己不想做的事，那些事情通常是别人告诉他们“应该”做的。当他们明白这一点时，就能把那些事从“应该清单”中删去，真是让人如释重负。

瞧瞧所有那些人，多年来他们都在努力强迫自己从事根本就不喜欢的职业，仅仅因为父母曾说他们“应该”成为牙科医生或教师。每隔一段时间我们就会感到自卑，因为有人告诉我们，“应该”像某些亲戚一样更加聪明、更加富有或更有创意。

在你的“应该清单”中，能够删除什么并让你如释重负？

梳理完这小小的清单，向我咨询的人就开始以一种不同于以往的全新方式重新审视自己的生活。他们注意到，曾经以为“应该”做的许多事都是他们从未想做的，他们发现自己只是在试图取悦他人，而又有很多次只是因为害怕或者觉得自己不够好，他们就违背了自己的心愿。

现在，问题的症结已经起了变化。我已开始让他们甩掉内心中因为不符合别人标准而感觉自己犯了错的念头。

接下来，我向他们解释第一章所说的“我的信念”。我相信生活真的非常简单。我们付出什么，就会得到什么。无论我们选择去思考和相信什么，宇宙都完全支持我们。我们小时候，就从周围大人的反应中学习如何看待自己、看待生命。无论这些信念是什么，它们都会随着我们长大而再次成为人生经历。不过，我们需要面对的只是自己的思维模式，力量的关键永远就是此时时刻，改变现在就可以发生。

热爱自己

我继续说明，无论他们遭遇的问题是什么，我在所有人身上采用的方法都只有一个，那就是热爱自己。爱是神奇的药物。热爱自己在我们的生命中发挥着奇迹般的作用。

我说的并非自负、骄傲自满或高傲这些情感，那不是爱，仅仅是恐惧而已。我谈论的是对我们自己的深切尊重，是对我们的身体与智慧这些奇迹的感恩。

对我来说，“爱”就是怀有一颗感恩的心，这感激充溢心房。爱能引领我们去任何地方。在很多情况下，我都能感受到爱的存在：

生命本身的进程

活着的喜悦

我所见到的美

他人

知识

思考的过程

我们的身体及其运转的方式

走兽、飞鸟和鱼类

所有种类的植物

宇宙及其运转的方式

你还能在这份清单之上加些什么？让我们检查一下不爱自己的表现：

我们无休止地训斥责备自己。

我们以不合理的饮食、酒精和药物虐待我们的身体。

我们选择相信自己不受人喜爱。

我们不敢为付出的劳动索要合理的报酬。

我们造成自身的疾病与疼痛。

我们在做对自身有益的事情时总是拖延。

我们令自己的生活无序又混乱。

我们使自己债台高筑、不堪重负。

我们总是选择那些轻视或虐待自己的人当伴侣。

上述哪些是你的行为?

如果我们不管怎样都否定自己的好，那就是一种不爱自己的表现。我记得有位向我咨询的女士一直戴隐形眼镜，有一天我们探讨了从童年起就困扰她的一种恐惧感，并将这种恐惧感抛弃。第二天早晨她醒来，发现隐形眼镜让她备感不适，已经无法佩戴。她取下眼镜环顾四周，发现目力所及出奇地清晰。

然而，那一整天她都在说:“我不相信，我一点都不相信。”第二天，她就又把隐形眼镜戴上了。我们的潜意识没有幽默感，她无法相信自己已经重获正常视力。

缺乏自我价值感是不爱自己的另一种表现。

汤姆是一位非常优秀的艺术家，一些非常富有的客户经常请他为家里画一两幅壁画。然而，不知为何，汤姆总是入不敷出，他给出的报价与他付出的时间和精力相比太不匹配。任何提供了服务或是创造了某种独特产品的人都可以收取相应的价格。富人乐于为他们的喜好一掷千金，这也能赋予事物更大的价值。更多的事例还包括：

搭档露出厌倦与不满的神色，我就开始想，是不是我哪里做错了才造成这种局面？

他约我出去过一两次，后来就再没有联系。我想一定是自己哪里没做好。

我的婚姻结束了，我确信，这是自己的一次失败。

我不敢要求得到晋升。

我的体形达不到《时尚》或《名媛》等杂志的标准，我感到自卑。

生意没谈成，没得到想要的，我确信是自己不够好。

害怕亲密关系，不愿与任何人太过亲近，因此选择与陌生人发生关系。

我不能作决定，因为我确信自己作出的决定都是错的。

你缺乏自我价值感时是哪种表现呢？

如婴儿般完美

还是个小小婴儿的时候，你是多么完美啊。婴儿不用为了变得完美去做任何事，他们本已完美。而且，他们的行为表现就仿佛他们知道该怎样做。他们知道自己是宇宙的中心，从不畏惧去争取自己想要的东西，他们自由自在地表达情感。婴儿生气时，你知道——实际上邻居们也知道；婴儿高兴时，你也知道，因为他们的笑容照亮了整个房间，他们爱满心怀。

假如得不到爱，婴儿就无法活下去。随着我们一天天长大，我们学会了没有爱也能生存，但婴儿接受不了这一点。婴儿也热爱他们身体的每一部分，甚至包括他们的排泄物。他们拥有难以置信的勇气。

你也曾是如此，我们都曾是如此。后来，我们开始听从周围的大人们，他们早已学会害怕，于是我们开始否定自己的光辉灿烂。

来咨询的人们试图说服我，让我相信他们是多么糟糕或者多么不惹人喜爱，我从不相信这一点。我的工作就是将他们带回真正热爱自己的那段时光。

练习：镜子

接下来，我会让向我咨询的人拿一面小镜子，注视自己的双眼，说出自己的名字，然后说："我爱你，我认可你的本来面貌。"

这对许多人来说如此困难，很少有人能给我平静的反馈，更别说从这一练习中获得乐趣了。有的人号啕大哭，有的人热泪盈眶，有的人愤怒，有的人会贬低自己的相貌或品德，有的人坚称自己做不到。我甚至见到过一位男士，他把镜子甩出了房间，自己也差点冲出去，后来他花了好几个月才能够正视镜中的自己。

曾经有很多年，我对着镜子时只会批评镜中的自己。我曾花上数小时修眉，仅仅为了把自己弄得受欢迎一些，如今想起这事，我就觉得好笑。我记得，看着镜中自己的眼睛，我也曾觉得惊恐。

这一简单的练习向我展示的东西如此之多。不到一个小时，我就能抓住藏在问题表面之下的一些核心要素。如果仅就问题本身进行讨论并寻找解决方案，我们会无休止地与细枝末节纠缠不清；而就在我们以为一切都妥当了的时候，某个地方又会节外生枝。

所谓的“问题”往往不是真正的问题

有位女士非常在乎自己的外貌，尤其是牙齿。她换了一个又一个牙医，发现一个比一个差劲，把她的牙齿弄得越来越糟。她还去给鼻子做了整形手术，但很不成功。每次整容都印证了她相信“自己是丑陋的”这一信念。她的问题不在于相貌，而在于她确信自己什么地方出了问题。

另一位女士有严重的口臭，待在她身边非常不舒服。她正在努力学习，想要成为一位牧师，举止行为显得虔诚而有风度，然而表象下却隐藏着一种愤怒与嫉妒的极端情绪，当她觉得可能有人会威胁到自己的地位时，就会不经意地爆发。她的呼吸表露了内心想法，即便是在假装充满爱心的时候，她也具有强烈的攻击性。其实，威胁她的是她自己，别无他人。

有一位母亲带着儿子来找我，男孩才十五岁，得了儿童霍奇金病，据医生诊断只剩三个月的寿命。母亲因为绝望变得歇斯底里、难以沟通，但这个男孩既聪明伶俐又有求生的渴望，愿意做我让他做的所有事情，包括改变他的思维方式和说话方式。他的父母分居了，经常争吵，他缺乏稳定、温暖的家庭生活。

他极度渴望成为一名演员，对名望与财富的追求远远超出了自己的能力范畴，反而让他体会不到其中的快乐。他认为只有成名才会被人们接受并喜爱，人生才显得有价值。我教他热爱自己、接纳自己，他做得很好，最后痊愈了。如今他已长大成人，定期出现在百老汇的舞台上。当他开始体验到做自己时的快乐，表演的大门也向他敞开了。

我们会在努力试图解决一个并非本质的问题上浪费许多精力与时间，超重就是一个绝好的例证。人们常常年复一年地与肥胖做着艰苦卓绝的斗争，但依旧还是超重。他们将自己的所有问题都归咎于超重这一点。其实，多余的重量仅仅是内心深层问题的外部反映。对我来说，它常常是恐惧，是需要保护的感觉。当感到害怕、不安全或“自己不够好”的时候，许多人就会靠增加体重来获得被保护的感觉。

花大把时间训斥自己为何变得这么胖，每吃一口食物就内疚一次，当体重增加时就伤害自己的身体，这些都是在浪费时间。二十年后，我们还可能处于相同的状况，因为我们并未处理真正的问题。我们所做的只会让自己感到更加恐惧不安，从而需要更多的体重来获得被保护的感觉。因此，我拒绝将关注重心放在多余的体重与节食上，因为节食并不起作用。唯一起作用的节食是“精神节食”——节制消极的想法。我对向我咨询的人说：“让我们把那个问题暂放一边，先做点别的。”通常情况下，他们会告诉我，他们不能热爱自己的原因是他们太胖，或者就像一个姑娘说的那样，“胖得没边”。我向他们说明，他们之所以胖是因为他们不爱自己。当我们开始热爱并认可自己的时候，奇妙的事发生了，多余的体重不知不觉就从我们身上消失了。

有时候，我对来咨询的人说改变他们的人生有多简单，他们会生气，可能是觉得我并不理解他们的问题所在。有位女性变得非常不安，她说：“我是为了论文才来这里寻求帮助的，而不是来学习如何爱自己。”在我看来，很显然她的主要问题是内心的自我憎恨太多，这渗透了她生活的方方面面，包括她写的论文。只要她依旧觉得自己一无是处，做任何事情都不会成功。

她不愿继续听我说话，含泪离开了，一年之后又带着相同的问题来找我，这一次还增加了许多别的问题。有的人还没有准备好改变自己，这也没有评判标准。我们所有人都是在对自己而言正确的时间、正确的地点，按照对自己而言正确的顺序作出了改变。我自己也是直到四十岁之后才开始改变。

真正的问题

来找我咨询的人看了那面毫无威胁的小镜子，都不知所措。我带着笑意欣喜地说："好，现在我们看到的正是真正的问题，现在我们就能清理掉真正阻碍自己向前发展的绊脚石。"我谈得更多的是热爱自己，以及如何去爱。对我而言，热爱自己的开始，就是决不、永不为任何事情批评、责难自己。

我看着他们的脸，问他们是否在批评自己。他们的反应告诉我：

> 嗯，当然。
>
> 一直都这样。
>
> 没有以前那么多了。
>
> 如果不批评自己，我怎样才能作出改变呢？
>
> 难道不是每个人都这么做吗？

对最后这个问题，我的回答是："我们并非在讨论所有人，我们讨论的是你。你为什么批评自己？你有什么问题？"

他们说的时候，我记笔记。他们所说的，常常与他们的"应该清单"不谋而合。他们觉得自己太高、太矮、太胖、太瘦、太笨、太老、太年轻、太丑（最漂亮或最英俊的人反而更容易这么说），或者太晚熟、太早熟、太懒，如此不一而足。注意，这些说法几乎全是"太"如何如何。最后，我们来到了关键所在，他们说：“我不够好。”

太棒了！我们终于找到了核心问题。他们批评自己是因为已经学会相信自己“不够好”。这么快就找到了问题的关键点，向我咨询的人总是感到吃惊。现在，我们不再需要为身体问题、人际关系问题、金钱问题或缺乏有创意的表达方式等由核心症结引发的表面问题感到烦恼。我们可以将全部精力用在解决“不爱自己”这一根本原因上面。

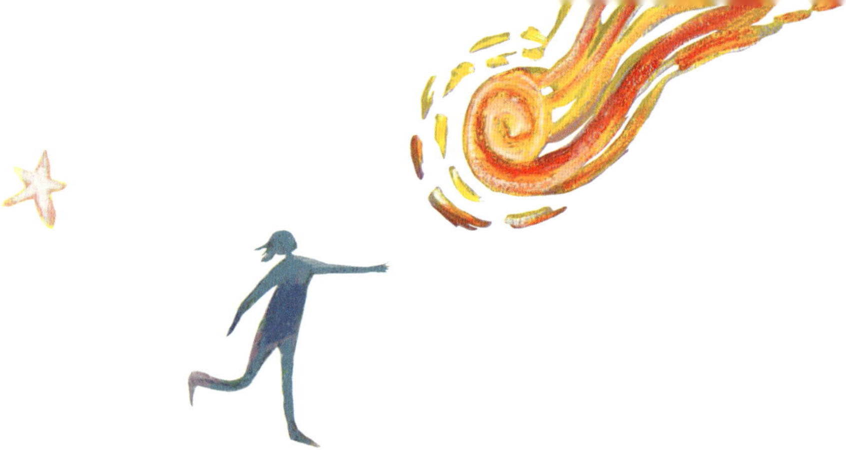

在我所处的无穷无尽的生命中，
一切都完美、完整、完全。
我一直得到神圣的保护与指引。
审视内心对我而言是安全的，
审视过去对我而言是安全的，
拓展生命的视野对我而言是安全的。
我远远不只是我的性格所表现的那样，
无论是在过去、现在还是将来。
如今，我选择超越我的性格问题，
为自己这一存在的光辉灿烂而赞叹。
我完全心甘情愿地学着去爱自己。
我的世界，一切都那么美好。

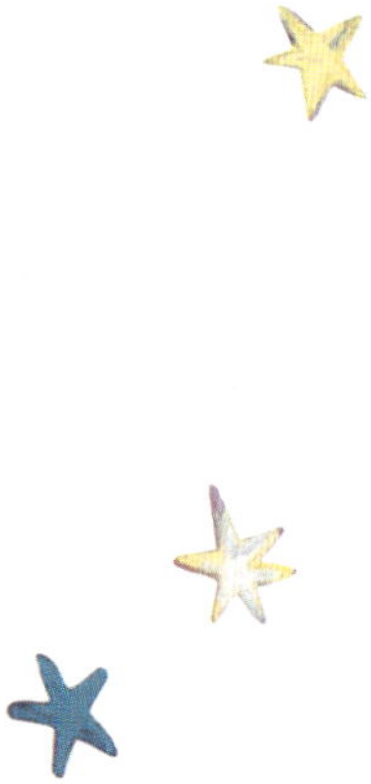

第三章

问题是从哪里来的？

过去已经无力控制我。

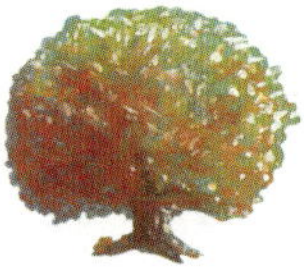

我们已经回顾了这么多事情，对我们自认为存在的问题进行了探究。现在，我们已发现问题的症结所在：我们觉得自己不够好，不够爱自己。

按照我看待生活的方式，生活中的任何问题都出自这个原因。因此，让我们看看这种信念究竟从何而来。

我们是怎么从一个知道自身和生命都完美的小婴儿，变成了一个问题重重、程度不同地认为自己没有价值或不受人喜爱的成年人的？那些已经开始爱自己的人能够给自己更多的爱。

想想玫瑰花，从娇嫩的蓓蕾，慢慢绽放成娇艳欲滴的花，直到最后一片花瓣落下，都始终美丽，始终完美，始终充满新奇的变化。

我们也一样。我们也这么完美、这么美丽，充满新奇的变化。我们凭借自己拥有的理解力、认知和学识，尽力做到最好。随着理解力增强、拥有更深刻的认知和学识，我们做事的方式也会大有不同。

精神大扫除

现在，让我们再检查一下过去，看看那些一直以来支配着我们的理念。

有些人会发现这一部分清除的过程非常痛苦，但这是一个必需的过程。在将想法清理出去之前，我们必须看清楚它们是什么。

如果想做一次彻底的大扫除，你会把房间中的每件物品都拿起来查看一下。

看到一些物品时，你充满爱意，会拂去表面的灰尘，将其擦亮，重焕新颜；你也会发现有些物品需要整修或修补，你会先把这事记下来；还有些物品不再有用，此时正是让它们离去的好时候。

你会非常平静地将旧杂志、旧报纸、脏纸板等扔进废纸篓，打扫房间不需要生气。

打扫我们的精神之屋与此相同。在我们的脑海中，有些信念已经作好被丢弃的准备，所以我们无须生气，就像饭后将食物残渣倒进垃圾桶一样，轻轻松松地让它们离去吧。难道你会用昨天的垃圾来做今天的正餐吗？你会用旧的精神垃圾来创造明日的生命体验吗？

如果一种想法或信念不能为你服务，就丢弃它！没有任何成文的规定要求你一旦相信什么，就必须永远相信下去。

让我们来看一看那些有限制性的信念，看看它们从何而来：

限制性的信念：我不够好。

根源：父亲不断说他很蠢。

他说想取得成功，这样就能让父亲为他骄傲。但是他内心充满愧疚，内疚让他心生怨恨，他能创造的只是一个又一个失败。父亲为他的事业筹措了一笔又一笔资金，可他一次又一次地失败了。他把失败当作报复的手段，让父亲不断为他买单。当然，他自己才是最大的输家。

限制性的信念：不爱自己。

根源：努力赢取父亲的赞许。

她最不愿做一个像父亲那样的人。他们在任何事上都不能取得一致意见，总是不断争吵。她只想得到父亲的赞许，但相反，她得到的只是批评。疼痛溢满她的全身，同样的疼痛也出现在她父亲身上。她没有意识到她的愤怒正是疼痛的根源，正如她父亲的愤怒是他疼痛的根源一样。

限制性的信念：生活充满危险。

根源：父亲令人充满恐惧。

另一位向我咨询的女士认为生活充满严峻的挑战和严酷的现实。对她而言，放声大笑是件困难的事，如果她放声大笑，就会变得很惊恐，认为会有什么坏事发生。她是听着这样的警告长大的：“别笑，一笑‘他们’就会伺机陷害你！”

限制性的信念：我不够好。

根源：曾被遗弃、忽视。

对他来说，与别人交谈是件困难的事，沉默已经成为他的一种生活方式。他刚刚戒掉毒品与酒精，深信自己糟透了。我发现在他很小的时候，母亲就去世了，他被一位姑姑抚养长大。除了向他下命令的时候，姑姑很少跟他说话，于是他在沉默中长大成人。他甚至一个人默默用餐，整天安静地待在自己的房间里。他曾有个恋人，但也是个沉默寡言的人，他们在一起的大部分时间也都是各自在沉默中度过。不过，他的恋人去世了，他又一次孤单一人。

练习：清除消极信息

接下来，我们做的练习是拿一大张白纸，在上面列出父母说过的所有有关你缺点的话。你听到过哪些消极的信息？给自己足够的时间去回忆，越多越好。通常情况下，半小时足矣。

对于金钱，他们说了什么？

对于你的身体，他们说了什么？

对于爱情与人际关系，他们说了什么？

对于你的创造才能，他们说了什么？

他们对你说了哪些有限制性和消极的话？

客观地看看写下的这些条目，并对自己说："原来，这就是那一信念产生的根源。"现在，让我们重新拿一张白纸，探究得更深入一些。你还是个孩子的时候，听到过其他哪些消极的信息？

从亲戚那里 ____________________________________

____

____

从老师那里 ____________________________________

____

____

从朋友那里 ____________________________________

____

____

从权威人士那里 ________________________________

____

____

从教会那里 ____________________________________

____

____

把它们都写下来，然后花些时间去体悟和观察你体内正在产生的感受。在这两张纸上写下的正是你需要从自己的意识中清理出去的念头，这些正是你拥有的让你感到“我不够好”的信念。

把自己视为孩子

假如我们将一个三岁大的孩子放在屋子中间，开始对她喊叫，说她是多么蠢、什么事都做不好，她应该怎样做，不应该怎样做，看着她制造的混乱场面还可能打她几下。于是，我们最后会看到一个受到惊吓的小孩或是温驯地坐在角落里，或是撕碎这个地方。

从此往后，这孩子就会经常表现为上述两种样子，而我们永远无法知道她的潜力所在。

换种方法，如果我们对同一个孩子说自己多么爱她、多么关心她，我们喜欢她现在的样子，她多么聪明伶俐，我们喜欢她做事的方式，告诉她在学习的过程中犯错在所难免，不管她犯了什么错，我们都会对她不离不弃——那个孩子身上释放出来的潜能会让你深感震惊。

每个人心中都有一个三岁大的孩子，我们经常对内心中的这个孩子大喊大叫，然后我们又会诧异，为何自己的生活一团糟。

如果你有一个总批评你的朋友，你愿意待在此人身边吗？也许你还是个孩子的时候就被如此对待，那真是令人难过。然而，那已经过去许久，如果现在你还以相同的方式对待自己，那会更令人难过。

现在，我们面前有一张幼年时听到的消极信息清单。想想你认为自己有哪些缺点，这些缺点与清单上所列的项目是否一致？它们几乎一模一样吗？

很可能是的。

我们将人生早期获得的信息作为生命剧本的基础。我们都是乖孩子，顺从地接受“他们”告诉我们的一切，并将其视为真理。

责怪父母并带着一种受害者心态过完余生是很容易的，但这样真的不太好玩，也不能将我们带离困难的境地。

理解我们的父母

显然，责备一定会让自己继续沉溺于问题之中。责备他人会让我们失去力量。理解能让我们升华超越，摆脱包袱，掌控自己的未来。

过去无法更改，当前的所思所想却勾勒着我们的未来。我们必须理解，父母曾以他们拥有的理解力、认知和学识，尽最大可能做到最好。理解这一点对我们的自由至关重要。每当我们责备他人，就表示我们并未对自己负起责任。

那些伤害过我们的人曾与你一样被伤害、被惊吓过，与你一样感到无助，他们能教给你的东西只有他们学到的一切。

你对父母的童年尤其是十岁之前的生活知道多少？如果有可能，问问他们。

如果你能了解父母的童年，就会更容易理解他们为何那样做。理解会让你生出怜悯之心。

如果你不知道也不能发掘他们的童年真相，就试着想象他们的童年经历，是什么样的童年会造成一个那样的人？

为了自己的自由，你需要这样的知识。让他们获得自由，你才能获得自由。宽恕他们，才能宽恕自己。如果你要求他们完美，你也会要求自己完美，于是，你的一生都会充满痛苦迷惑。

我们选择了父母

我赞同“父母是我们自己选择的”这一理论。我们学习的人生功课似乎与我们父母身上的“弱点”完美契合。

我相信我们都身处于通往永恒的无尽旅途。我们降生到这个星球，学习某些必要的特定课程，推动自身的身心进化。我们选择自己的性别、肤色和国籍，然后我们寻找一对能像镜子一样完美映射出我们的模式的父母。

我们对这个星球的访问就像上学一样。

如果你想成为一名美容师，就去上美容学校；如果你想成为一名机械师，就去上机械技术学校；如果你想成为一名律师，就去上法学院。此生你挑选出来的父母，正是你想要学习的领域中的一对完美“专家”。

当我们长大成人，可能会用手指着父母，呜咽着谴责道：“谁叫你们生了我？这都是你们一手造成的！”但我相信，是我们选择了自己的父母。

倾听他人

小时候，哥哥姐姐就是我们的神。

如果他们不高兴，他们就可能以行为或言语将情绪转嫁到我们身上。

他们可能这样说过：

我要去告状，因为你……（逐步灌输愧疚感）

你还太小，不能那样做。

你太笨，不配跟我们玩。

学校的老师也经常对我们产生巨大影响。五年级的时候，有位老师很郑重地对我说我太高了，不适合跳舞。我相信了她，熄灭自己跳舞的雄心。当我重新找回跳舞的抱负时，已经错过了进入舞蹈行业的年龄。

在你小时候，你是将考试与评分理解为检查一段时间内学到多少知识的手段，还是认为考试和评分是衡量自我价值的方式？

儿时的朋友将他们对生活的错误理解带给我们，学校的其他孩子捉弄我们并留下持久的伤害。我小时候姓朗尼（Lunney），其他孩子借着谐音叫我“疯子”（Lunatic）。

邻居们也会施加影响，不仅仅因为他们的评价，也因为会有人问我们：“邻居们会怎么想？”再回头想想童年时期其他权威人士对你产生的影响。

当然，报刊和电视传播的广告也对我们施加了强烈的影响，而且还非常具有说服力。太多的产品广告策略让我们感到，假如我们不用这些产品，就证明我们毫无价值或做了错事。

* * *

无论过去发生过什么，我们都要超越并战胜早年生活给我们带来的限制。无论他们对我们说过什么，我们都要认识到我们自己的光辉和神圣。你要战胜你的消极信念，我也要战胜我的消极信念。

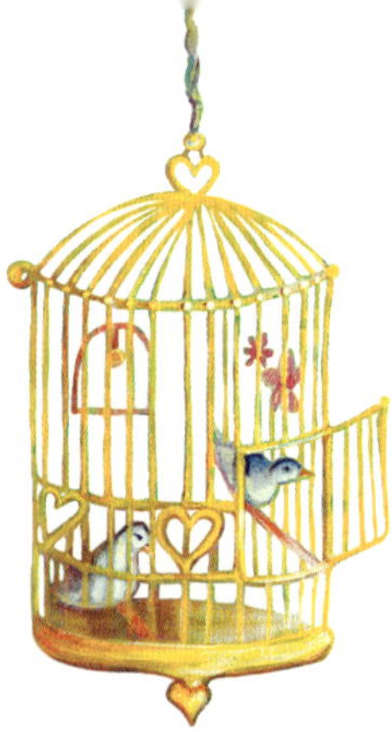

在我所处的无穷无尽的生命中，

一切都完美、完整、完全。

过去已失去控制我的力量，

因为我愿意学习，愿意作出改变。

我将过去视为将我带入今日之境的必经之地。

我愿意于此时此地开始清理心灵之屋的每个房间。

我知道，无论从何处开始都无关紧要。

因此，现在我从最小、最容易打扫的房间开始，

这样我很快就能看到结果。

踏上这一探险之旅令我激动不已，

因为我知道我再也不会有这样独特的经历。

我愿给自己自由。

我的世界，一切都那么美好。

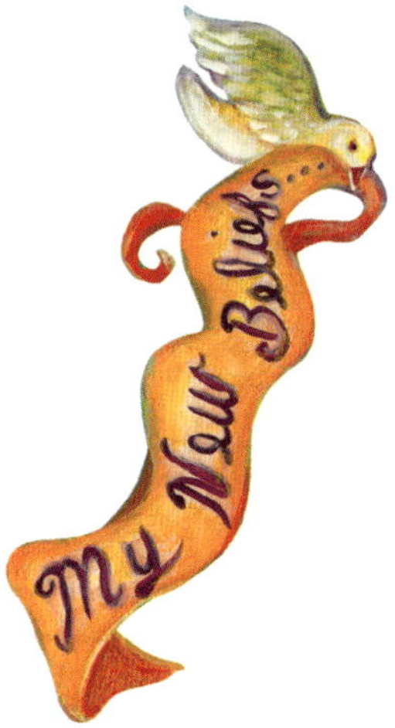

第四章

这是真的吗?

我不可改变的那部分就是事实。

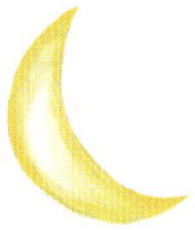

审视你的思想

“这是真的吗?”这个问题有两个答案:“是”和“否”。如果你相信它是真的,它就是真的;如果你相信它不是真的,它就不是真的。杯子半满半空,取决于你如何看它。毫不夸张地说,可供我们选择相信的想法不计其数。

我们大多数人选择的思想理念都跟我们父母的所思所想一样,但其实我们没必要继续这样做。没有法律要求我们只能以同一种方式思考。无论我选择相信什么,对我来说都会成真。无论你选择相信什么,对你来说也都会成真。我们的思想可以完全不同,我们的人生和体验也会完全不同。

无论我们相信什么,都会成真。如果你突然遇到一次经济困境,你可能在某种程度上早就相信富有会让你不舒服,你不配拥有钱财，或者你相信自己会入不敷出而背上债务。或者如果你相信好的事物都不会长存，那可能是因为你相信生活是对你的一场刁难，或是像我经常听到的所谓“我就是赢不了”。

如果你不能发展一段良好的关系，可能是因为你相信“没人爱我”或“我不讨人喜爱”。也许是你害怕像你母亲一样被控制，或者你可能认为“他们都会伤害我”。

如果你身体不健康，可能是因为你相信“疾病缠绕着我们一家”，或认为自己是糟糕天气的受害者，也可能是因为认为“我生来就为受苦受难”或“祸不单行”。

又或者，你可能拥有另外的信念。也许，你根本没意识到你的信念。大多数人真的意识不到，他们仅仅将外部环境的种种状况视为命中注定。在有人向你展示外部经历与内心思想的关系之前，你是一个人生的受害者。

问题	**信念**
经济困境	我不配拥有金钱
没有朋友	没人爱我
工作陷入麻烦	我不够好
总在取悦他人	我永远找不到自己的路

无论问题是什么，它都来自某种思维模式，而思维模式都能被改变！生活中那些令我们奋力挣扎应对的问题，可能看上去是真实的，可能感觉是真实的，然而无论我们正在处理的事情多么困难，它都只是内心思维模式的一种外部反映或外在结果。

如果你不知道是什么思想造成了你的问题，说明你现在来对地方了，因为这本书就是为了帮你找出答案而写的。看看困扰你生活的那些问题，问问自己：“我的哪些想法造成了这种状况？”

如果你能安静地坐下来问自己这个问题，你内在的聪明才智会将答案展示给你。

小时候你获得了什么信念？

我们相信的事情有些的确是积极的，能滋养我们的身心。这些想法一生都能很好地为我们服务，比如“过马路之前，一定要左右观察”。其他想法刚开始时非常有用，但随着我们年龄的增长，它们就不再正确。“不要相信陌生人”对孩子可能是个好建议，但对成年人来讲，继续这一信念引发的只会是孤立与孤独。

为什么我们很少坐下来问自己：“那是真的吗？”例如，为什么我会相信“对我来说，学习是件困难的事”？

如果你这样问会更好：“对我而言，现在它还是真的吗？”“那种观念从何而来？”“难道我还相信它，就因为它是小学一年级时老师反复告诉我的？”“假如我放下那个观念，我的生活会更好吗？”

“男孩不能哭”与“女孩不能爬树”这样的观念培养出了隐藏自己情感的男人，也让女人害怕变得强壮。

如果有人告诉孩童时代的我们世界是个可怕的地方，我们就会将听到的那些与此观念相符的话视为真理。同理，“不要相信陌生人”“半夜不要出门”或者“人们会欺骗你”等观念也都成了真理。另一方面，如果在小时候，我们知道世界是个安全的地方，我们就会怀有其他信念，就能轻易接受“人间充满爱”“人们如此友善”“无论需要什么，我都能拥有”这样的观点。

如果在孩童时代有人教你“都是我的错”，那么，在你的人生旅途中，无论发生什么，都有一种内疚感伴随你左右，你的信念会将你变成那个随时随地都在说“对不起”的人。

如果在孩童时代你就学会相信“我一点都不重要”，这一信念就会将你拦在界外，让你裹足不前，就像我小时候总是拿不到蛋糕。有时候，当别人没能注意到你的时候，你会觉得自己是个隐形人。童年的境遇是否教会了你相信“没人爱我”？于是，你理所当然地感到孤独。即便你在生活中找到一个朋友或确立了一段关系，它也只是短暂的，不会长久。你的家庭是否教你认识到“东西总是不够用”？我敢肯定你经常有囊空如洗的感觉，或者觉得生活仅仅过得去，又或者认为自己总是债务缠身。

有人曾向我咨询，他的家人相信“一切都是错的”，而且只会越来越糟，他就在这样的环境中长大。他人生的主要乐趣就是打网球，有一次他的膝盖受了伤，他找遍了能找到的所有医生，但情况越来越糟，最后他完全不能再打网球。

还有一位咨询者是牧师的儿子，孩童时代就被教导他人优先，因为牧师的家人总是排在最后。如今，他能帮他的客户签下最好的生意，而自己总是债务重重，是他的信念依旧让他排在队伍的最后。

如果你相信它，它就像真的

每隔多久我们就说“我就是这样”或者“事情就是这样”？那些特定的词其实是在说，那就是我们相信的事实。通常，我们相信的仅仅是别人的观点，我们只是将这些观点融进了自己的信念系统。毫无疑问，它恰好与我们相信的其他东西相互映衬。

有许多人清早起来看到窗外下雨，就说：“真是糟糕的一天！”你是不是其中的一员？

那不是糟糕的一天，只是一个下雨天而已。如果我们穿对了衣服并改变自己的态度，我们就能拥有下雨天的诸多乐趣。如果我们真的相信下雨天很糟糕，每逢下雨就会心情消沉地度过一整天。我们要充满激情地度过每一天，而不是随波逐流。

如果我们想要欢乐的人生，就必须拥有欢乐的思想与信念；如果我们想要富足的人生，就必须拥有富足的思想与信念；如果我们想要爱意十足的人生，就必须拥有充满爱的思想与信念。我们传递出的任何信念和言语，都会以类似的形式回到我们身上。

我再重复一遍。力量的关键永远就是此时时刻。你绝不会一成不变。此时此地，在我们的脑海中，各种各样的变化不断发生。不论那些消极的模式、疾病、糟糕的人际关系、经济困境、自我憎恨已经存在多久，都没关系，我们可以从今天开始转变。

你的问题不再存在，现在，你可以让它从来的地方消失掉。你能做到。

记住：你是自己大脑中唯一的思考者。你是自己世界的主宰！

你过去的想法和观念创造了当下和此后的每一时刻。你现在选择相信什么、思索什么、表达什么，会造就你的下一刻、下一天、下个月、下一年。亲爱的，我能给你最奇妙的建议，这些都源自我多年的生命经历，你也可以继续固守那些陈旧的想法，可以拒绝改变并保留所有的困扰。你是自己世界的主宰！你选择思考什么都会成真！

此刻，新的进阶开始。每一刻都是新的开始。对此时此地的你来说，这正是新的开始。知道这一点真是太棒了！力量的关键永远就是此时时刻！此刻就是变化发生的时候！

这是真的吗?

暂停一下，捕捉你的思绪。此刻，你在想什么？如果思想真的塑造了你的生活，你会希望正在思考的事情成真吗？如果是有关焦虑、生气、受伤、报复或恐惧的想法，你认为这些想法会以怎样的方式回到你身上？

要抓住我们的思绪并非易事，因为它们变换得如此迅速。然而，我们可以立即开始观察并倾听自己说的话。如果你听见自己在用消极的言辞表达感情和思想，那就停下来，重新措辞或者弃之不提。甚至，你可以对这句话说：“滚开！”

想象你在餐厅或豪华酒店的自助餐厅排队候餐，在那里各种想法代替了菜肴。你可以选择自己希望拥有的任何思想，甚至可以把所有思想收入囊中，这些思想会创造你的未来经历。

现在，如果你选择了会引发矛盾和痛苦的思想，那真是太愚蠢了，就像选了总会让你生病的食物一样。我们可以偶尔这样做，但一旦我们知道那些食物能引起身体不适，就会远离它们。思想也一样，让我们远离引起矛盾和痛苦的思想。

我早年的一位老师雷蒙德·查尔斯·巴克博士经常重复这样一句话："当问题出现时，不是要做什么，而是要学会些什么。"我们的思想创造了我们的未来。如果现在我们拥有的某些东西不受欢迎，我们就必须运用智慧去改变这种状况。我们能从当下的这一秒就开始改变。

我深切地希望，"思想如何起作用"这一主题能成为学校教的第一门课程。我始终不理解，让孩子们背诵各种战争的爆发时间有何重要意义，真是脑力资源的浪费。我们本可以教他们一些真正重要的课程，比如"思想如何起作用""如何处理财务问题""如何安全地投资理财""如何当好父母""如何营造良好的人际关系"，以及"如何建立与维护自尊心与自我价值感"等。

你能想象如果一代成年人在学生时代将这些科目当作常规课程来学习，他们会成为怎样的人？想想会出现怎样的场景吧：我们会看到身心健康而快乐的人，会看到经济宽裕、能通过聪明地投资让自己变得更加富有的人。他们与所有人的关系都很好，能坦然自若地担当父母的角色，并继续培养出同样身心健康的下一代。除此之外，每个人还会保持自己独立的表达方式与创造力。

没有时间可供浪费，让我们继续重建我们的生命吧。

在我所处的无穷无尽的生命中，
一切都完美、完整、完全。
我不再选择相信充满局限与缺失的陈旧观念。
现在，我开始以宇宙看我的方式——
完美、完整、完全——来看待自己。
我的存在这一事实，
就是我在被创造出来之时就完美、完整、完全。
我将一如既往地保持完美、完整、完全。
现在我选择从这一理念出发度过我的人生。
我在正确的时间、正确的地点做着正确的事情。
我的世界，一切都那么美好。

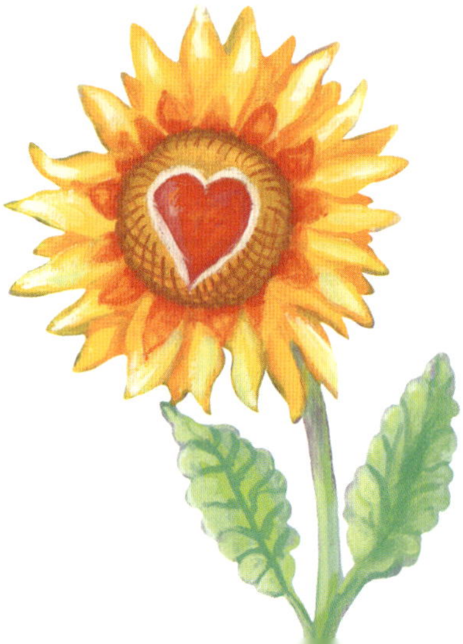

第五章

我们现在该怎么办?

我看到了我的模式，我选择作出改变。

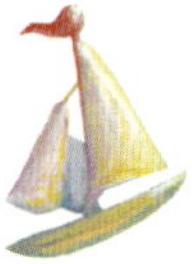

决定改变

在生活中遇到麻烦时，许多人的反应是心怀恐惧地举手投降。还有一些人会对自己或生活感到愤怒，然后也选择了放弃。

我所说的“放弃”意味着“决定”:“完全没有希望，不可能作出任何改变，为什么还要尝试？”接下来就是:“保持你原来的方式就行了，至少你知道怎样处理那种痛苦。你不喜欢它，但你熟悉它，而且你希望情况不要变得越来越糟。”

对我而言，习惯性的愤怒就像戴着一顶学生时代受罚时被迫戴的纸帽子坐在角落里。这听起来是否很熟悉？发生了一些事，你感到愤怒；发生了一些别的事，你又愤怒起来；又发生了一些别的事，你再一次愤怒起来。你从未超越愤怒这一层面。

那样做有什么好处？愤怒只是在浪费你的时间，那是一种愚蠢的反应，它拒绝以新的方式来理解生活。

问问自己是怎么制造了如此之多让你愤怒的状况，或许会有用得多。

你认为是你的什么信念引发了所有这些挫折？你释放了什么信息吸引他人激怒你？你为什么相信走自己的路需要愤怒？

释放出去的迟早会回来。你释放越多的愤怒，就是在制造越多让你愤怒的状况，就像戴着受罚的帽子坐在角落里，无处可去。

这段话是否也引发了你内心的愤怒感觉？很好！它击中了要害。这可能是你愿意作出改变的地方。

我愿意改变！

如果你真想知道自己有多固执，试试“心甘情愿地改变”。我们都希望让生活有一些变化，让情况变得越来越好，越来越容易，但我们不想自己作出改变，更希望“他们”作出改变。但如果要生活发生变化，我们必须从内心作出改变。我们必须改变思考的方式，改变说话的方式，改变表达自我的方式。只有这样，外部变化才会发生。

这是接下来的一步。现在，我们非常清楚问题的症结所在及其根源，该去心甘情愿地改变自己了。

我自己也有一丝固执，哪怕是现在，有时当我决定在生活中作出一些改变，这种固执就重新浮出水面，让我强烈拒绝改变自己的想法，变得自以为是、愤怒与孤僻。

经过这些年的努力，这一点依旧在我内心滞留，这是我要吸取的教训之一。然而，当这种状况再次发生，我就知道自己到达了改变的关键点。每次我决定在生活中作出一些改变、放弃一些想法，就会更深入自己的内心。

为了迎接新思想，就必须舍弃旧的思想。这样做有时容易，有时困难得就像要用羽毛举起巨石。当我说想要改变时，我越是坚持一个旧的信念，就越明白远离这个信念对我而言很重要。只有学会这些，我才能教别人。

我认为，许多真正好的老师都不是在充满欢乐、舒适安逸的家庭中长大的，而是来自充满痛苦与磨难的地方，他们努力奋斗，超越各个层级，最终抵达能帮助他人获得自由的境地。大多数好老师都在持续不断地丢弃更多的想法，消除更深层的限制性思维，这成了他们的终身职业。

在放弃信念时，我曾经运用的方法和现在所用方法的主要区别是，如今我已无须对自己感到愤怒。发现自己的内在还有一些地方需要改变时，我不再因此而选择相信自己是一个坏人。

大扫除

现在，我脑海中所做的工作就像打扫屋子。我在脑海中的所有房间中巡视，查看其中的想法与信念。有的我喜欢，于是我将其打磨光亮，让其重放光芒甚至变得更有用；我也注意到有的想法需要替换、更新或者修复，我就尽可能抽出时间来完成；有的想法就像昨日的报纸杂志或旧衣服，已经不再适合我，这时我要么把它们送给别人，要么直接扔进垃圾桶，让它们永远消失。

我不必因为这样做而感到愤怒或将自己视为一个坏人。

练习：我愿意改变

让我们肯定地表示："我心甘情愿地作出改变。"经常重复这句话，在说话的同时触碰你的喉部，这里就是发生改变的身体能量中心。通过触碰喉部，你会深切地感到自己处于变化的进程当中。

当这种变化在你的生活中发生时，心甘情愿地接受它的存在。注意，你不想改变的地方，正是最需要改变的。记住："我心甘情愿地作出改变。"

宇宙总会运用自身的智慧对你的思想与言行作出反应。当你发出改变的声明时，事物一定会开始变化。

改变的方式有很多

运用我提倡的观点并非改变的唯一途径，其他许多方法同样能够发挥很好的作用。

现在就可以考虑几个方法：改变可以从精神途径入手，可以从思想途径入手，也可从生理途径入手。整体疗愈包括身体、思想与精神，你可以从任何一个领域开始，然后向另外两个领域渗透，最后覆盖所有领域。有的人从思想途径入手，参加研习或接受心理治疗；有的人从冥想或祈祷等精神领域开始。

当你开始“打扫屋子”时，从哪个房间开始无关紧要，从最需要你打扫的领域开始就行，其他的会紧随其后，自动发生改变。

从精神层面开始改变的垃圾食品消费者常会发现，自己被营养学吸引了。他们选择认识的朋友、阅读的书籍或是参加的培训，都会让他们明白，吃进体内的食物会对他们的感受与形象产生巨大影响。只要你愿意成长与改变，一个层面的改变就会引发其他层面的改变。

我很少给人提出营养方面的建议，因为我发现，任何方法都只对一部分人起作用。我也认识这一领域的几位优秀从业者，当我认为向我咨询的人有必要知道一些营养学知识时，会建议他们去找这些专业人士。在营养方面，你必须找到适合自己的方法，或者找到能够为你进行测试的专家。

有许多营养学书籍由曾经身体状况很差、生过病的人撰写，里面提到的方法让作者恢复了健康。于是，他们就将自己运用的方法总结成书，与别人分享。但人与人之间不尽相同。

比如，长寿饮食法和自然生食法是两种完全不同的饮食方法。喜欢生食的人从不将食物拿去烹煮，很少吃面包或谷类食物，也非常小心地避免在同一餐中既吃水果又吃蔬菜，而且他们的饮食从不放盐；而偏好长寿饮食的人会将所有食材烹饪加工，他们的食材搭配原则也非常不同，食物中会放很多盐。这两种饮食法都能起作用，都能让身体康复，但是任何一种都不是对每个人都有效。

我自己的营养饮食方法很简单，那就是想吃就吃，不想吃就不吃。关注你的饮食，就像关注你的思想。我们也要学会关注自己的身体，以及在吃不同食物的时候身体发出的信息。

几乎在消极的思想中沉溺了一生后开始打扫思想的屋子，有点像几乎已经吃了一辈子垃圾食品后开始改善饮食习惯，吃有营养的东西。这两者都经常带来对治疗的挑战。当你开始改变生理上的饮食习惯，身体就会开始清除体内堆积的有害物质。同时，你可能会有一两天觉得非常虚弱。所以，当你决定要改变思维模式的时候也会如此，你的状况在改变之初的一段时间内可能会变得越来越糟。

花点时间回忆一下感恩节晚餐快结束时的情景：食物已被吃光，该收拾火鸡餐盘了，盘子已被烤焦，表面结了一层硬壳。你把它扔进热水，滴入洗洁精浸泡一会儿再开始刷洗。此时，你会发现真是一团糟，盘子看起来比任何时候都更糟糕。但是，如果你继续擦洗，很快就会找回那个崭新的盘子。

这与清理陈旧顽固的思想模式一模一样。当我们将其置于新思想中时，所有污秽开始浮出表面，让人不忍直视。然而，继续坚守新的理念，很快你就会将陈旧的限制完全清除干净。

练习：愿意改变

我们已经决定愿意作出改变，我们要运用任何对自己有用的方法来促成改变。介绍一种我曾在自己和别人身上运用过的方法。

找一面镜子，对着镜中的自己说："我心甘情愿地作出改变。"

观察自己的感觉。如果你在犹豫、有点拒绝或者完全不想改变，问问自己为什么。你在坚持什么旧观念？请不要责怪自己，明白是什么就好。我敢打赌，那一观念已经给你引来了无数麻烦。我想知道其根源。你自己知道吗？

不管我们是否知道那一观念的根源所在，都来做点什么解决这个问题吧，现在就做。再来一次，拿面镜子，看着镜中自己的眼睛，深深地凝视，摸着你的咽喉，大声说十次："我愿意放下所有的抵触情绪！"

在镜子前练习非常有用。小时候，总有许多人直勾勾地盯着我们的眼睛，还可能指着我们的鼻尖，向我们灌输负面信息，我们接收到的大部分负面信息都来源于此。如今，不论何时，当我们望向镜中的自己，大多数人都会对自己说一些消极的话，批评自己的外貌或是为了其他事苛责自己。我认为，直视镜中自己的双眼，说一句积极宣言，是得到积极结果的最快途径。

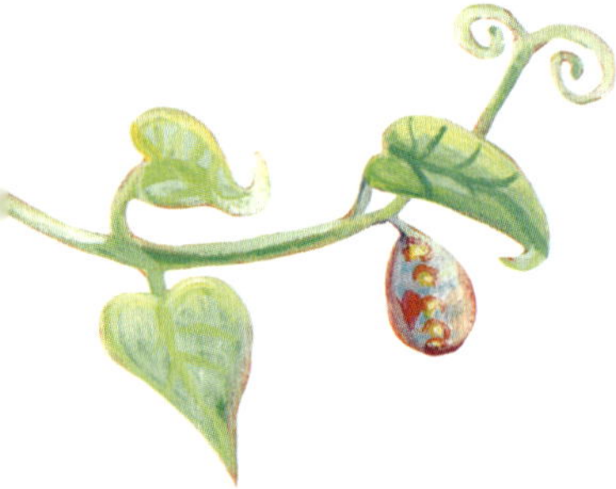

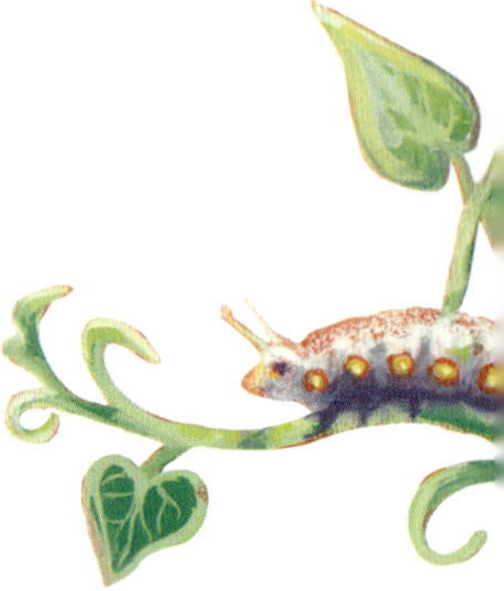

在我所处的无穷无尽的生命中，

一切都完美、完整、完全。

现在，我选择平静客观地看待我的旧有模式，

心甘情愿地作出改变。

我愿意学习。我可以学会。

我心甘情愿地改变。

我选择开开心心地做这件事。

当我发现需要放下某些信念时，

我选择像是找到了宝藏一样去作出反应。

我看见并感到自己时时刻刻都在发生变化。

思想对我再也没有任何影响。

我是整个世界的主宰。

我选择让自己自由。

我的世界，一切都那么美好。

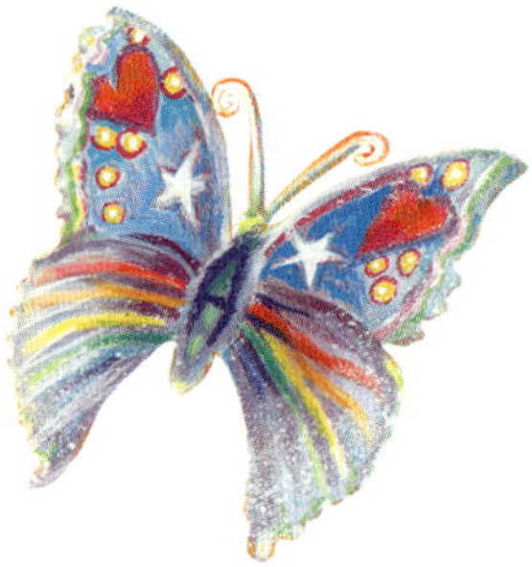

第六章
拒绝改变的表现形式

我随着变化无穷的生命韵律流动。

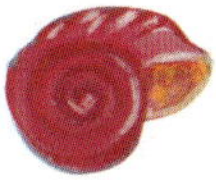

疗愈或改变的第一步是觉察

当某个模式深深地埋藏在我们内心时，我们必须知晓它的存在才能彻底改变糟糕的状态。也许我们开始发现情况不妙，开始抱怨，或者在别人身上发现同样的问题时，它会以某种方式引起我们的注意，我们也开始与它产生联系。于是，我们开始为自己寻找良师益友，参加某个培训班和研讨会，或者阅读书籍，获得知识，找到解决问题的新途径。

我的觉醒是偶然间从一位朋友处获得的。那位朋友被邀请参加一个聚会，他没去，但我内心涌出参加的渴望，于是去了。那次小聚会是我伸展开自己思想与心灵的第一步，后来我才意识到它的重要意义。

通常，我们对这第一阶段的反应是认为这种途径或方式很傻，毫无道理可言。也许它看上去太简单了，我们的思维无法接受，不想那样做。我们的抵触情绪陡然上升，还非常强烈，甚至会因为有了实施想法而恼怒。

此类反应非常好，如果我们能够理解那是疗愈过程中的第一步就更好了。

我告诉人们，他们觉察到的任何反应都是合理的，是在向他们表明，他们已经处在疗愈的进程之中，尽管整个疗愈过程尚未完成。从我们打算作些改变时，疗愈过程就开始了。

急躁只是抵触的另一形式而已，它意味着拒绝学习、拒绝改变。如果我们要求改变立刻发生、马上完成，就意味着我们没给自己留下时间去学习、了解已有问题的相关经验教训。

如果想去另一个房间，你必须站起身来，一步步地朝着那个方向移动。坐在椅子上要求自己出现在另一个房间根本没用。同理，我们都希望自己的问题赶快解决，却又不想去做那些可能解决问题的小事情。

现在，我们应该承认，碰到的问题、所处的境况都是由我们自己造成的，我们应该为之负责。这里不是说你应该内疚，也不是说你因此成了“坏人”，我的意思是要承认你内心的力量会使每一个念头转化成现实。过去，我们动用此种力量造成了并不想经历的事情，但我们对此毫无觉察，并未意识到自己正在做什么。现在，通过承认责任在我们自己，我们会察觉这一点，并学习如何以一种积极的方式运用这种力量让自己受益。

当我对前来咨询的人提出用新的方式解决问题或宽恕相关

的人时，我经常看见有人开始咬紧牙关，下巴前伸，双臂紧紧抱在胸前，还有人甚至会握紧拳头，抵触情绪表露无余。这时我知道，我们已经准确击中了需要解决的问题核心。

我们所有人都要学习新课程，那些对我们来说困难重重的事情只是我们为自己选择的课程而已。如果那些事情很容易，它们就不是课程，而是我们早已熟知的东西。

我们通过觉察来学习

如果你想要做一件对你来说最艰难的事情，但你非常抗拒它，这说明此刻的你正面临最重要的一课。投降、放弃抵抗并允许自己学习需要学习的东西，会让下一步变得容易一些。别让抵触情绪阻碍你作出改变。我们可以从两个层面来努力：第一，正视这种抵触情绪；第二，继续改变你的思维。观察自己的反应，看看你是怎样抵触改变的，然后无论如何都要继续向前。

拒绝的形式：语言之外的迹象

行为常常显示出我们的抵触情绪，比如：

转变话题

离开房间

上洗手间

迟到

生病

通过各种方法拖延：

- 做其他事情
- 装出忙碌的样子
- 浪费时间

左顾右盼或望向窗外

草草翻阅杂志

不专心

吃东西、喝水或抽烟

发展或结束一段关系

损坏东西，如汽车、电器、管道等

拒绝的形式：假设

我们经常假定别人应该为我们的抵触情绪负责，为自己寻找各种各样的推托借口，我们经常这样说：

这样做没有任何好处。

我丈夫或妻子不会理解的。

这样会彻底改变我的个性。

只有疯子才会接受心理治疗。

他们不能帮我解决问题。

他们不能控制我愤怒的情绪。

我的情况跟别人不一样。

我不想打搅他们。

问题自会解决。

别人都没做过。

拒绝的形式：信念

我们成长过程中获得的那些信念成了改变的障碍，那些限制性思维包括：

没那么做过。

那样做不正确。

那样做不适合我。

那不高尚。

高尚的人不会发怒。

男人或女人不那样做。

我家里人从未那样做过。

爱不是为我准备的。

开车去太远了。

事情太多做不完。

太贵了。

耗时太长。

我不相信它。

我不是那种人。

拒绝的形式：他人

我们把主宰自己的力量拱手送人，并以此作为拒绝改变的借口，我们拥有的想法包括：

神灵不赞成。

要等到合适的时机再做。

这个环境不适合。

他们不会让我改变。

我没遇到合适的好老师、书、班级、工具。

医生不想让我那么做。

我工作太忙，抽不出时间。

我不想被他们批评责骂。

全都是他们的错。

他们必须先作出改变。

只要我有了 ＿＿＿＿＿＿＿，我就会做。

你们或他们并不理解。

我不想伤害他们。

这违背我受的教育、我的信仰和我的人生哲学。

拒绝的形式：自我观念

我们对自我的认识限制了我们的改变，或成了我们拒绝改变的缘由。我们认为自己：

太老了。

太年轻。

太胖。

太瘦。

太矮。

太高。

太懒。

太强壮。

太虚弱。

太愚钝。

太聪明。

太穷。

太无用。

太轻浮。

太严肃。

太偏执。

也许一切都太过了。

拒绝的形式：拖延

我们的抵触情绪通常表现为拖延战术。我们运用的借口包括：

我过会儿去做。

我现在不能思考。

我现在没空。

它会占用我太多工作时间。

是的，那的确是个好主意，我会找时间来做。

有太多其他事情等着我完成。

明天我会认真考虑一下。

只要我做完 ___________，我就去。

等我旅行回来，我就去。

时间不对。

太晚了或太早了。

拒绝的形式：否认

抵触的形式还包括拒绝承认自己需要改变，比如：

我没犯什么错。

我对此无能为力。

上次我就没事。

改变有什么好处？

如果我忽略这个问题，它可能会自动消失。

拒绝的形式：恐惧

到目前为止，拒绝改变最大的一个类别是恐惧——对未知事物的恐惧。以下陈述是例证：

我还没作好准备。

我可能会失败。

他们可能会拒我于门外。

邻居们会怎么想？

我不敢告诉丈夫或妻子。

我会因此受到伤害。

我可能因此不得不作出改变。

这可能要花我不少钱。

我宁愿选择死，或选择离婚。

我不想让别人知道我遇到了问题。

我害怕表达自己的感受。

我不想谈论这个话题。

我没有足够的力气。

谁知道这事会什么时候以怎样的方式结束？

我可能会因此失去自由。

太难了，我做不到。

我手里的钱还不够。

我可能会弄伤后背。

我不可能做到完美。

我可能会失去朋友。

我不相信任何人。

这有损我的形象。

我不够好。

要列出类似的恐惧心理，这份清单会越来越长。你有没有发现，其中有些正是你拒绝的方式？我举一些案例来说明此类抵触情绪。有位咨询者说她浑身疼痛，她的后背、颈部、膝盖分别在三场车祸中受了伤。她还迟到了，迷路了，并陷入交通堵塞。

她向我讲述所有这些问题时显得非常轻松，但当我说“让我讲几句”时，一切又混乱起来。隐形眼镜让她备感不适，她想换坐另一把椅子，她要去洗手间，后来她又要把隐形眼镜摘下来。在剩下的会谈中，我根本不能让她保持专注。

这些都由抵触情绪引起。她还没作好准备让烦恼离开，让自己痊愈。我发现她姐姐也曾遭遇过两次背部受伤，她母亲也是。

还有一位咨询者是默剧演员、街头艺人，演技相当出色。他吹嘘自己的骗术非常高明，尤其擅长欺骗社会名流，他知道怎样能够成功偷走任何看中的东西，但他从未偷过东西。他一文不名，房租总是拖欠一个月以上，租住的房子里连电话都没有。他总是衣衫褴褛，工作时有时无，身上到处都疼，他说就喜欢像一个微不足道的小人物一样生活。

他的理念是，除非人生中有好事降临，否则他不会停止欺骗。当然，他目前的作为不会为他的人生迎来任何好事，他必须先停止欺骗。他的抵触形式是，他还没作好放弃旧方式的准备。

别打扰你的朋友

我们时常把改变自己这一任务搁置不理，却总去研究朋友们，评判哪一个朋友需要改变。这也是一种抵触形式。

我刚开始从事疗愈工作的时候，遇到这样一位咨询者，她派我去见她所有住院的朋友。她不送他们鲜花，而是希望我能帮他们解决所有难题。我带着录音机去了，却常常发现躺在床上的那个人根本不知道我为何会出现在他面前，或者根本不理解我在做什么。后来，我学会了只为自己主动提出要求的人提供解决方案。

有些人来找我咨询，是因为他们的朋友把我的咨询作为礼物送给了他们。通常来说，这样的效果不会太好，他们很少有人会再次前来做更深一步的咨询。

如果有什么东西对我们很有帮助，我们就会时常想着要与他人分享。但是，在那个时间、那个地点，他人可能还没做好改变的准备。就算我们自己想要改变也相当困难，更何况对其他根本没想改变的人，试图让他们作出改变几乎不太可能。如果你强求，很可能就会破坏彼此之间美好的友情。我敦促前来咨询的人作出改变，是因为他们来找我寻求帮助。我不会主动打扰朋友。

镜像效应

镜子会将我们对自己的感受反射回来。如果我们想要拥有一种充满欢乐与喜悦的生活，它就会向我们清晰地展现应该改变的领域。我告诉向我咨询的人，每次他们走到镜子前，都要看着自己的双眼，对自己说一些积极的话。说肯定句最有用的方法就是看着镜子大声说出来。你会立刻觉察到自己的抵触情绪，并更快地将它清除。如果你在读这本书的时候，手边有一面镜子，并如上所说的做一遍，效果会更好。将镜子作为你自我肯定的好帮手，它会帮你检查哪里存在抵触情绪，你的思想哪部分是开放而顺畅的。

现在，看着镜子对自己说："我心甘情愿地作出改变。"

注意你的感觉。如果你感到犹豫、抗拒或是完全不想改变，问问自己为什么。你正坚持着哪些陈旧理念？这时候不要责备自己，而是注意接下来会发生什么，什么理念会浮出表面，正是它一直以来带给你大麻烦。你能辨识清楚它来自何处吗？

做肯定句练习时，如果感觉不对劲或者好像什么都没发生，我们就会很轻易地说："肯定句没效果。"但实际上并非如此，而是说明我们在做肯定句练习之前需要另一个步骤。

重复的模式显示出我们的需求

我们拥有的每一种习惯，我们一次又一次的经历，我们重复的每一种模式，都显示内心存在某种需求。这种需求对应着我们拥有的某种信念。如果没有需求存在，我们就不会拥有那样的习惯、体验那样的经历、重复那样的模式。一定是内心有某种东西，使我们需要变胖、拥有糟糕的人际关系、遭遇失败、抽烟、愤怒、贫困、受到虐待，以及我们遇到的其他问题。

我们说过多少次类似"我决不会再那样做"的话？可话音

刚落，我们就又开始吃蛋糕、抽烟、对我们爱的人恶语相向。于是，我们将所有问题糅合在一起，归结为一个原因，愤怒地对自己说：“你没有意志力，不讲原则，你就是很软弱。”但这只会增加我们已有的愧疚感。

这与意志力和自律无关

人生中任何我们努力想放下的东西，都只是表征而已，是外部效应。试图将症状清除而不想涉及内部根由，这样的做法不起作用。一旦我们的意志力与约束力稍有松懈，表征又会卷土重来。

主动放下需求

我对向我咨询的人说：“你的内心一定存在某种需求，否则你不会遇到这样的状况。让我们退一步，专注于心甘情愿地放下这种需求。当这种需求消失，你对抽烟、暴饮暴食或重复消极的思维模式就不会有渴望了。”

我们最先要使用的肯定句之一是：“我愿意放下对抵触情绪、头痛、便秘、超重、缺钱等的需求。”也就是说：“我愿意放下对……的需求。”如果你拒绝这一点，其他的肯定句也不会有用。

必须解开由我们制造出来并缠住自己的网。如果你曾解过打了结的毛线团，就知道生拉硬拽只会让线团缠得越来越紧，毛线也会越来越乱。你需要做的是非常轻柔耐心地解开一个又一个打结的地方。同样，当你试图解开自己的心结时，也需要温柔耐心地对自己。如果你需要帮助，就寻求帮助。在整个过程中最重要的就是要爱你自己，心甘情愿地放下那些旧观念是关键所在。这就是秘诀。

我所说的对麻烦有需求是指，根据特定的思维模式，我们“需要”拥有某种外部效应或经历。每一种外部效应都是内在思维模式的自然表达。与外部效应或症状作战只会浪费精力和时间，而且常常让麻烦升级。

“我毫无价值”这一信念会引发拖延

如果我的内部信念体系或思维模式是“我毫无价值”，那么我的外部反应之一就很可能是拖延。不管怎样，拖延是阻止我们抵达想去的地方的一种方式。许多采取拖延战术的人会花上大量的时间和精力用来责备自己的拖延行为。他们会说自己很懒惰，通常觉得自己是“坏人”。

警惕嫉恨他人的好

有位向我咨询的男士很爱引人注意，常常上课迟到，因为那样他就能引起一阵骚动。他是家中的第十八个孩子，家里有什么东西时，他总是最后一个拿到。孩提时，他总是看着其他人“拥有”，渴望某天能有属于自己的东西。甚至现在，当别人交了好运，他完全感觉不到一点欣喜，反而会说“我希望能拥有”或者“为什么我不能得到它”。

嫉恨他人的好，正是他自己成长与改变的障碍。

自我价值感开启了很多扇门

一位七十九岁的咨询者找到我，她教唱歌，好几个学生都在从事电视广告方面的工作。她也想做，但却不敢。我完全支持她，并向她说明：“没人跟你一样，做你自己就很棒。就算是为了好玩，也要去做。有一大批人正在寻找你要提供的东西，让他们知道你的存在。”

于是，她给几家代理商和星探打电话，说：“我是老年人，但我想进入电视广告界。”很快，她就拍了一部广告，从那之后她从未停止过工作，我常常在电视和杂志上看到她的身影。任何年纪都能开始新的事业，尤其是为了寻找乐趣去做的时候，你会做得很好。

自我批评适得其反

自我批评只会强化你的拖延战术，加强你的惰性。放下旧的思维模式，创造新的思维模式，才是精神力量该运用的地方。请对自己说：

> “我心甘情愿地放下‘成为毫无价值的人’这一需求。我值得拥有生命中最美好的一切，现在我满怀爱意地允许自己接受最美好的一切。”
>
> “在我不断对自己重复这一肯定句的几天时间里，拖延这一外部效应模式会自动开始消失。”
>
> “我在内心创造一个自我价值模式的时候，就不再会有‘让美好的事物延后’这样的需求了。”

你明白这些话是怎样适用于你生命中的某些消极模式或外部效应的吗？让我们别再浪费时间和精力去斥责自己，斥责自己依照内心固有信念行事的习惯。我们该做的，是改变这些信念。

不管你采用什么方法做，不管我们谈论的是什么主题的具体事件，我们都只是在应对自己的想法，而想法能被改变。

当我们想要改变某种状态时，需要这样说：“我心甘情愿地放下内心引发这种状态的模式。”

每当你想到自己的疾病或面临的问题，就要对自己一遍遍地重复这句话。在你说这句话的时候，你正在远离受害者的阵营。你不再无助，你开始承认自我的力量。你在说："我正开始理解是我造成了这一切。现在，我找回了自己的力量，我将抛弃旧的理念，让它远离。"

永远不要自责

有一位女士来向我咨询，每当她不能忍受自己的某些消极想法时，就会吃掉一整磅黄油和她随手找到的任何东西，第二天她又会因自己的身体太重而愤怒。在她还是个小女孩的时候，她就会绕着家里的餐桌把每个人吃剩的饭菜和一整条黄油吃下去。她的家人会因此高兴地大笑，认为那是一种可爱的表现，而这几乎是她从家人那里得到的唯一赞赏。

当你责备自己、呵斥自己的时候，当你"鞭笞自己"的时候，你认为是在虐待谁？

几乎我们所有的模式，不论是积极还是消极的，都在我们三岁左右时就已被我们接受。从那之后，我们的人生经历就以那时我们对自己和生命的理解与信念作为基础。别人在孩提时对待我们的那些方式通常就是我们现在对待自己的方式。你责罚的那个人，正是你内心深处那个三岁大的孩子。

如果你因为自己会担心、会恐惧而生气，请想想你在三岁时的样子。假如你面前站着一个处于恐惧之中的三岁孩子，你会做什么？你是对他发脾气，还是会伸出双臂将他揽入怀中，安抚他，让他放松下来，让他感到安全？在你还是个孩子的时候，你周围的大人可能不知道在那种情况下怎样安慰你，让你感到舒服一些。现在，你已经是个成年人了，假如你不去抚慰自己心中的那个孩子，这真的非常悲哀。

过去的已经过去，但当下你有机会按照希望被对待的方式对待自己。一个受到惊吓的孩子需要抚慰，而不是责备。责备自己只能让你变得更加惊恐，无处求助。当内心的孩子感到不安时，会制造许多麻烦。记得你年幼时被人轻视的感受吗？你内心的那个孩子现在有着同样的感受。

善待你自己，开始热爱并肯定你自己。这正是那个孩子需要的，这样他才能发挥自己最大的潜力。

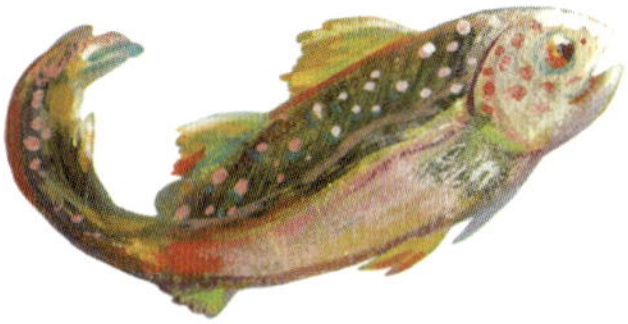

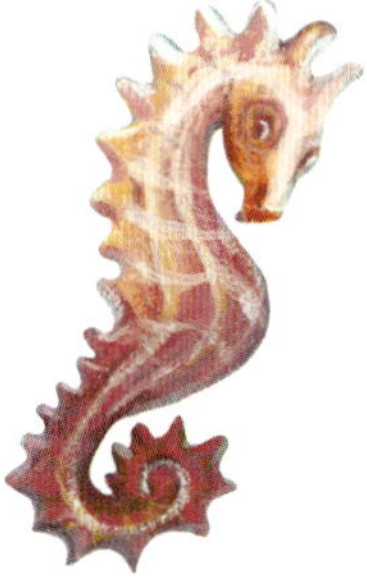

在我所处的无穷无尽的生命中，

一切都完美、完整、完全。

我将隐藏在内心的一切抵触模式都视为本该丢弃的东西，

它们无法控制我，我才是自己世界的主宰。

我尽最大努力顺应生命中发生的各种变化。

我赞赏自己及自己改变的方式。

我在尽自己的最大努力。

每一天都变得更加轻松自在。

我的生活富有韵律与节奏，

如不断变化的河流，我心怀喜悦。

今天是美妙的一天，我选择让它成为现实。

我的世界，一切都那么美好。

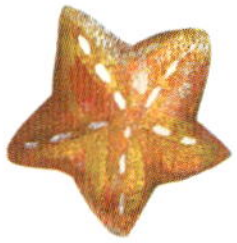

第七章

如何改变？

我轻松愉快地跨越桥梁。

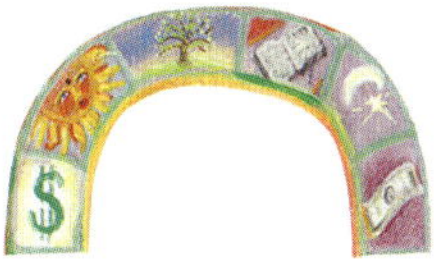

我喜欢去探究“该怎样做”。假如我们不知道怎样运用理论来作出改变，世界上的所有理论都毫无用处。一直以来，我都是一个非常讲求实效的人，我非常需要知道该怎样做事。

在这个时候我们需要遵循以下原则：

培养乐于放手的意愿。

控制自己的头脑。

学习怎样通过宽恕自己和他人，来让我们获得自由。

放下需求

有时当我们试图舍弃一种模式时，在一段时间内整个情况似乎变得越来越糟糕。这并非坏事，是状态正在开始转变的信号。我们的决定正在发挥作用，我们需要继续坚持。

范例：相信你内心的指引

> 我们正努力使自己变得富有，却丢了钱包。
>
> 我们正努力改善人际关系，却跟别人打了一架。
>
> 我们正努力变得健康强壮，却得了感冒。
>
> 我们正努力展示自己的创造天赋和才能，却被解雇了。

有时候，问题朝着不同的方向发展，我们看到和理解的事情越来越多。举个例子，假设你正在努力戒烟，你说："我心甘情愿地放下对香烟的需求。"在你继续为此努力的时候，却发现自己的人际关系越来越不和谐。

别气馁，这正说明我们的这一进程开始显现成效。

你可能会问自己一系列诸如此类的问题："我会心甘情愿地抛弃令人不舒服的人际关系吗？吸烟是否给我制造了烟幕，让我看不清楚这些关系多么糟糕？为什么我还在继续营造这些人际关系？"

然后你会注意到香烟只是一种映射，而非起因，你开始提升洞察力和理解力，这会给你带来自由。你开始说："我心甘情愿地放下对令人不舒服的人际关系的需求。"你注意到，导致自己不舒服的原因是别人总在批评指责你。因为已经明白我们的一切生命经历都是由自己创造的，现在你开始说："我心甘情愿地放下对被指责的需求。"

然后你对指责展开思考，意识到在孩童时期你就受到了许多指责。只有在被批评指责的时候，你内心的那个小孩才会觉得像"在家"一样自在。你躲避这件事的方式，就是制造出"烟幕"。

或许你的下一步就是说出这个肯定句："我心甘情愿地宽恕……"随着你持续不断地说出肯定句，你可能会发现，香烟不再吸引你，周围人也不再批评你，你知道自己已经放下了需求。

通常，这需要一些时间才会显现成效。如果你慢慢坚持而且愿意每天都给自己留一些时间，静静观察自己在变化过程中的反应，就会得到答案。你内心的聪明才智跟创造整个星球的那种智慧一般无二。相信你内心的指引，它会向你呈现你需要知道的一切。

练习：放下需求

在工作室的环境中，我会让你和一个伙伴一起完成这个练习。你也可以用一面镜子来做这个练习，效果一样好——如果可能，大镜子更好。

认真想想你在生活中想要改变的东西，走到镜子面前，凝视镜中自己的双眼，大声说：“现在，我意识到自己已经造成了这种状况，我心甘情愿地放下造成这种状况的思维模式。”满怀感情地重复几遍。

如果你是和伙伴一起做这个练习，我会让你的伙伴告诉你，他是否真的认为你那样想。我想让你说服你的伙伴，让他相信你。

问问自己是否真的那样想。如果你能说服镜子中的自己相信你，就表明你已做好准备，要从过去的羁绊中走出来。

在这一点上，许多人都会感到惊慌，因为他们不知道怎样放下。他们害怕对自己作出承诺，除非他们知道全部答案。这只不过是另一种拒绝改变的方式。我们要做的就是跨越它。

好在我们并不需要知道怎样才能放下，我们只需要愿意放下就好。宇宙的智慧或你的潜意识会指导你怎样做。你的所思所想、一言一行都在与之呼应，力量的关键永远就是此时时刻！此刻，你的想法和宣言正在创造未来。

大脑是你的工具

你远比你的大脑复杂，你是它的主宰。你可能认为你的大脑在操控一切，但那仅仅是因为你训练了大脑以这种方式思考。你也可以停止训练它或重新训练它，它是你的工具。

大脑是为你服务的工具，你可以按照任何自己期望的方式使用它。你现在使用大脑的方式只是一种习惯。只要我们想改变，或者知道可能发生改变，任何习惯都能被改变。

让你的大脑安静一会儿，然后认真思考这一理念：大脑是你的工具，你可以选择以任何自己期望的方式使用它。

你选择的想法创造了你的经历。如果你认为某种习惯或想法根深蒂固、难以改变，你选择的这一信念就会在你身上变成现实。如果你认为“作出改变对我来说变得更容易了”，这一信念也会变成现实。

控制你的大脑

你的内心有种看不见的力量和才智，在不断对你的思想和言辞作出反应。当你学习用经过意识选择的思想控制大脑时，你就已与这种力量结合在一起了。

不要认为你的大脑在控制一切，是你在控制大脑，你在使用大脑，你能停止思索那些陈旧的想法。

当那些陈旧的想法试图回过头来对你说“改变太困难了”，你要控制住大脑，对它说：“现在，我选择相信作出改变对我来说变得更容易了。”为了让大脑承认你在操控一切，你可能不得不就此与它交锋好几次。

任何时候你唯一能掌握的就是你当下的思想

旧思想已经离去，除了以前它们引发的那些生命经历之外，你完全可以将它们置之不理。你当前的思想、此刻正在想的事情，完全由你控制。

范例：你主宰着你的思想

假如你有个孩子，在很长一段时间内，她都得到你的允许想多晚睡觉就多晚睡。但突然有一天，你作了个决定，要让孩子每晚八点钟上床睡觉。想想看，作出这个决定后的第一晚会是什么样？

孩子会反抗这个新规定，可能会拳打脚踢、大吼大叫，尽最大可能不上床。假如此刻你心软了、妥协了，孩子就赢了并且会试图永远控制你。

然而，如果你平静地坚持你的决定，坚定地强调这是新的就寝时间，反抗就会减弱。两三个晚上之后，新的秩序就会建立。

这跟你的大脑一样。当然，最开始它会反抗，它不想被重新训练，但你是主宰，你在控制一切。如果你专注目标且坚定不移，在非常短的时间之内就会建立起新的思考方法，而且当你意识到自己在思想面前不是无助的受害者，而是强大的主宰者时，会觉得一切如此美好。

练习：放松自己

读这段话的时候做一次深呼吸，呼气的时候释放所有压力，让它们离开你的身体，让你的头皮、前额、脸完全放松。你的头也不需要为了阅读而紧张，放松你的舌头、咽喉、肩膀。你可以用放松的手臂和双手握住这本书，现在就做吧，让你的后背、腹部、骨盆也放松下来。在放松腿和脚的时候，让自己平静呼吸。

当你开始读上面这段话的时候，你的身体有没有发生巨大改变？注意你有哪些部位还处于紧张状态。如果你的身体在放松，你的大脑也一样。

以这种放松、舒适的姿势对自己说：

我心甘情愿地放下。

我放下，所以我放松。

我放下所有压力。

我放下所有恐惧。

我放下所有愤怒。

我放下所有内疚。

我放下所有悲伤。

我放下所有陈旧的限制性思维。

我放松，于是我平和。

我平和地面对自己。

我平和地面对生活。

我是安全的。

重温此项练习两三次，感受放下的轻松自在。无论何时，只要你想打退堂鼓，就可以重复此项练习。要将它变成你的一部分，还需要一段时间加强练习。当你先让自己处于这种平静的状态中时，肯定句宣言就很容易起作用。你已敞开胸怀，变得开通豁达，也不再需要挣扎、紧张或疲劳。放松就好，想想那些合适的念头，一切就是这么简单。

通过释放情绪来放松身体

有时我们需要让身体放松，因为经验与情感会被锁在身体里。如果语言已经无法表达，坐在门窗紧闭的车里尖叫非常有助于放松。拍打床铺或者踢枕头，都可以非常有效又无害地释放被压抑的愤怒，跑步或打网球也有同样的效果。

前段时间，我的肩膀痛了一两天。我试着忽略它，但没效果，疼痛没有消失。最后，我坐下来问自己："这里怎么了？我感到了什么？"我意识到："这感觉像在燃烧，那意味着生气，你为什么生气？"

我想不出原因，于是我说：“好吧，让我们瞧瞧能不能把理由找出来。”我放了两个大枕头在床上，然后对着枕头用力捶打。

打了十二下之后，我准确地明白了究竟为什么生气。于是，我更加用力地捶打枕头，甚至制造出一些噪音来，将情绪从我的身体中释放出去。做完这些之后，我感觉好多了，第二天肩膀就好了。

别让过去阻碍你

很多人对我说，因为过去发生的事情，他们不能享受当下。因为他们过去没做某事或者没以某种特定的方式做某事，今天的他们就不能过上圆满的生活；因为他们不再拥有以前拥有的东西，他们就不能享受今天的生活；因为他们过去受到过伤害，现在的他们就不能接受爱情；因为某次在他们做某事的时候发生了不愉快的事情，他们就断定不幸会再次降临；因为他们曾做过一件自己感到内疚的事，他们就断定自己永远是个坏蛋；因为曾经有人对他们做过不好的事，他们的生活没有朝自己想要的方向发展就都是别人的错；因为他们过去曾因某种状况感到很愤怒，他们就会继续认为那样做是对的；因为他们曾经历一些不公，他们就永远不会宽恕，也不会忘记。

因为高中时，我没被邀请参加毕业舞会，所以我不能享受今天的生活。

因为第一次试镜表现很差，所以我永远都怕试镜。

因为我离了婚，所以今天的我不能过上圆满的生活。

因为曾被流言中伤，所以我将永不信任他人。

因为曾偷过东西，所以我必须永远惩罚自己。

因为小时候家里很穷，所以我永远一事无成。

我们经常拒绝认识到，如果无论过去有多糟糕都抓住过去不放，这样的做法只会伤害我们。其实“别人”根本不在乎过去的事，甚至往往都没意识到这些事发生过。拒绝全心全意地活在当下这一刻，只会给我们带来伤害。

过去已经发生，已经结束，无法更改。此刻才是我们能够体验的唯一时刻。哪怕我们哀叹过去，我们也是在体验此时此刻对过去的记忆，反而失去了对当下最真实的感受和体验。

练习：放下过去

现在，让我们将过去从脑海中清理出去，解除对它的感情依恋，让记忆只是一场记忆。

你回忆小学三年级的习惯穿着时，通常不会出现情感依恋，那只是记忆而已。而我们的生命中已经过去的所有事都是一样。在放下的同时，我们就变得自由，能够自在地运用所有精神力量，去享受当下这一刻，去创造美好的未来。

列出你愿意放下的所有东西。你在多大程度上愿意这样做？观察你的反应。将这些事情放下的时候，需要你怎样做？你在多大程度上愿意这样做？你的拒绝程度有多深？

宽恕

下一步，宽恕。宽恕自己和他人能让我们从过去中解脱出来。《奇迹课程》一书一再阐述宽恕是所有事物的答案。我知道，当我们受困而止步不前时，通常都意味着我们需要更多的宽恕。如果我们不能自如地顺应当下的生活，通常都意味着我们正抓住过去某一时刻不放。那可能是后悔、悲哀、伤害、恐惧、内疚、责备、愤怒、怨恨，有时甚至是复仇的欲望。所有这些状态都源于不能宽恕、拒绝放下、拒绝活在当下。

爱是治愈所有这些精神创伤的答案。通往爱的道路就是宽恕。宽恕能化解怨恨。我有几种方法可以帮助做到这点。

练习：化解怨恨

埃米特·福克斯的一项练习对化解仇恨非常有效。他建议你安静地坐下来，闭上双眼，让大脑和身体都放松下来。然后，想象自己坐在漆黑的剧院中，面前是一个小小的舞台，你可以将自己最恨的人放在那个舞台上，他可以是过去的某人，也可以是现在的某人，活着的也好，死了的也罢。当你清楚地看到舞台上的这个人时，想象在此人身上发生了一些美好的事——这些事对他有意义，你会看见他开心地露出微笑。

将这一影像保留几分钟，然后再让它慢慢消逝。我喜欢在此基础上再加一个步骤：当此人离开舞台之后，把你自己放上去，看着美好的事情在你身上发生，看着自己开心地露出微笑。你会意识到，宇宙之大，可以容纳所有人。

以上练习可以化解大多数人背负的怨恨阴云。对一些人来说，这样做非常困难。每次做练习的时候，你都可以想象将不同的人放在舞台上。每天练习一次，坚持一个月，你会感觉轻松很多。

练习：复仇

那些注重精神健康的人知道，宽恕是多么重要。对我们中的一些人来说，在能够做到完全宽恕之前，还有一步很有必要。有时，我们内心中的那个小孩需要复仇才能释然，才能获得宽恕的自由。因此，这项练习非常有帮助。

闭上双眼，安静并平和地坐下来。想想那些最难让你宽恕的人。你最想对他们做些什么？他们需要做些什么才能得到你的宽恕？想象那些事情此刻正在发生，想得越具体越好。你想要他们受多久的苦，或想要他们忏悔多久？

当你觉得这件事完成的时候，就让时间在此凝固，让这件事在此彻底结束。通常，你会因此觉得更加轻松，轻盈的内心也更容易想到宽恕。当然，每天沉迷于此对你不会有任何好处。把它当成结束练习只做一次，能够让你获得自由。

练习：宽恕

现在，我们做好了宽恕的准备。如有可能，跟伙伴一起做这个练习，如果你单身一人，那就在练习时大声喊出来。再一次闭上双眼，安静地坐下来，然后说：

> 需要我宽恕的人是__________，
>
> 我宽恕你做过的__________。

一遍一遍地反复练习，你会发现，有些人做过许多事需要被你宽恕，而其他人只有一两件事需要你宽恕。如果你有练习伙伴，让他对你说："谢谢你，现在我让你自由。"如果你没有伙伴，就想象你宽恕的人对你说这句话。练习至少五分钟，认真搜索自己的内心，看是否还背负着任何愤懑不平，然后将它们放下。

当你已尽最大努力让内心变得更加洁净的时候，将注意力转向自己，大声说：

> 我宽恕我自己的__________。

这次也练习五分钟以上。这些练习具有强大的力量，每周至少做一次，对清理心中残留的垃圾非常有效。有的经历比较容易放下，而有些需要逐步去除，直到突然有一天它们消失，得到化解。

练习：视觉呈现

这是另外一个很好的练习。如有可能，请人对你读下面一段话，或者自己朗读这段话并录下来，然后播放录音，边听边做。

开始想象自己是一个五六岁大的孩子，你深深凝视孩子的双眼，看见了他内心的渴望，意识到这个孩子只想从你那里得到一样东西，那就是爱。然后，伸出你的双臂拥抱这个孩子，带着爱意和温柔紧紧拥抱他，告诉他你是多么爱他，多么在乎他，欣赏他的一切。对他说，在学习的过程中犯了错误也没关系。向他承诺，不管发生什么，你都会永远跟他在一起。现在，想象这个孩子变得非常小，小到足以装在你的心里。将他放进你的心里，无论何时，当你低头向下看时，都能看到这个孩子正仰头看你，你能给他许多许多的爱。

现在，把你的母亲想象成一个四五岁大的孩子，她充满惊恐，四处寻找爱，却不知何处可寻。伸开你的双臂，将这个小女孩搂在怀中，让她知道你是多么爱她，多么在乎她。让她知道，无论发生什么，你永远都在那里，等待她来依靠。当她安静下来，开始感到安全，你想象她变得更微小，小到足以装在你的心里。将她放进你的心里，与你自己的内在小孩在一起，让他们带给彼此许多许多的爱。

现在，把你的父亲想象成一个三四岁大的孩子——充满惊恐、哭泣着四处寻找爱。你看见泪珠从他的脸颊滑落下来，他不知应该向谁求助，你已经非常善于安抚惊恐的孩子，于是你伸出双臂，将那个战栗的孩子紧紧搂在怀中，安慰他，对他轻声歌唱，让他感觉你是多么爱他，让他感觉你将永远和他在一起。

当他擦干眼泪，不再哭泣的时候，你会感到这个孩子内心充满了爱与平和。然后，想象他变小了，小到足以装在你的心里。将他放进你的心中，那三个孩子能够带给彼此许多许多的爱，你也能够给予他们许多许多的爱。

在你的心里有如此多的爱，足以让你治愈整个地球。只是现在让我们用这份爱将你治愈。感受自己的心中涌现的暖流，那样柔软温和，让这种感觉开始改变你看待自己、评价自己的方式。

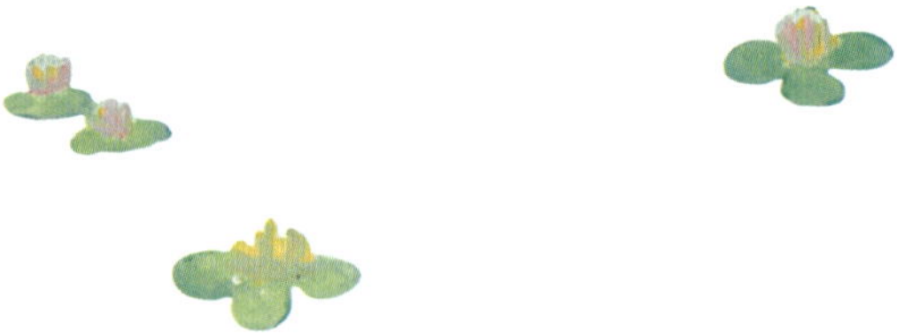

在我所处的无穷无尽的生命中，

一切都完美、完整、完全。

改变是我生命中的自然法则。

我欢迎一切变化。我心甘情愿地作出改变。

我选择改变我的思维。我选择改变我使用的词语。

我轻松愉快地从旧的生活转向新的生活。

宽恕比我想象的容易得多。

宽恕让我感到自由又轻松。

我带着欣喜学习越来越热爱自己。

我放下的怨恨越多，我必须表达的爱就越多。

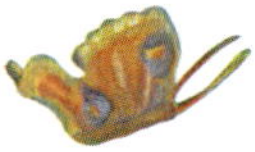

改变思想让我感觉很好。

我正在学习选择让今天成为愉快的生命经历。

我的世界，一切都那么美好。

第八章

建立新模式

我轻松地意识到了内心的答案。

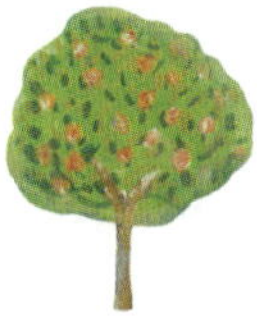

你关注哪里，哪里就会成长

我不想做个胖子。

我不想破产。

我不想变老。

我不想住在这里。

我不想拥有这段关系。

我不想像我母亲或父亲一样。

我不想做这份工作。

我不想有这样的头发、鼻子、身体。

我不想孤身一人。

我不想不开心。

我不想生病。

以上声明说明了传统文化如何教我们在思想上与消极理念作斗争——我们以为只要自己这样做，积极就会在我们身上自动显现。但实际上，这种方法并不见效。

你每隔多久会对不想要的东西哀叹一番？这给你带来真正想要的东西了吗？如果你真的想要对生活作一些改变，与消极理念作斗争完全是在浪费时间。越是仔细思量不想要的东西，就会制造越多不想要的东西出来，那些和你或你的人生有关而你又一直不喜欢的事物，很可能会依然伴随着你。

你将注意力集中在哪里，哪里就会生长，并在你的生命中长久存在。将你的注意力从那些消极的东西上挪开，放在那些你真正想要的东西上面。让我们将上述消极的声明改成积极的宣言。

我很苗条。

我很富有。

我永远年轻。

现在我搬到了一个更好的地方居住。

我拥有一段全新的美妙关系。

我是一个独特的人。

我喜欢我的头发、鼻子、身体。

我充满了爱与深情。

我感到欢乐、幸福与自由。

我非常健康。

肯定句宣言

学会多用积极的肯定句宣言去思考，它们可以是你提出的任何主张。我们对消极宣言想得太多，它们在我们的脑海中出现得太频繁。消极宣言只会创造越来越多你不想要的东西。你说："我讨厌我的工作。"这会让你一事无成。而当你宣布"现在我接受一份美妙的新工作"，这会在你的意识中开启通路，将这一情境变为现实。

不断提出积极主张，表明你想要自己的生活变成什么样子。但有一点非常重要：表明主张时，每次都用"现在时"，以"我是""我现在拥有"这样的句子开头。你的潜意识是非常顺从的仆人，如果你用"将来时"，即以"我想要""我将拥有"这样的句子开头，思想就会一直停留在你暗示的那个时间点上——你无法到达的未来。

热爱自己的过程

不管问题是什么，我们最需要做的都是热爱自己，这是消除问题的"魔法棒"。回想一下，当你对自己感觉很好的时候，你过着怎样的美好生活？当你恋爱的时候，你是不是似乎什么问题也没有？热爱自己将为你带来汹涌澎湃的美好感觉，好运也会追随你，让你忍不住随风起舞。热爱自己会让你感觉很棒。

除非你认可自己、接纳自己，否则你不太可能真正热爱自己。热爱自己意味着无论如何都不会批评指责自己。我知道马上会有反对意见："但是，我从来都在批评自己。""我怎么可能那样对待自己？""我的父母、老师、伴侣总是批评我。""不批评自己，我怎样才能获得动力？""但对我来说，做那些事是错误的。""如果不批评自己，我怎么会改变？"

训练大脑

上述那些自我批评仅仅是大脑按照旧模式思考所得的结果。你是否从中看出了如何将自己的大脑训练成习惯呵斥并拒绝自己改变的样子？忽视那些想法，继续手中这项重要的工作吧！

让我们回过头来复习一遍早先做过的练习，再一次看着镜子说："我爱我自己，我认可我自己的本来面貌。"

现在你的感受如何？在经过宽恕练习之后，这样做是不是感到容易了一些？这依旧是重点问题，自我肯定与自我接纳是积极改变的关键。

过去，我经常自我否定，偶尔还会扇自己耳光。我不知道自我接纳的意义，对自身的缺陷和局限深信不疑，对其他人对我优点和长处的肯定充耳不闻。如果有人告诉我我是被爱着的，我会立刻作出这样的反应："为什么？他们看上我什么了？"或者会产生很典型的想法："如果他们知道我内心是什么样，就不会爱我了。"

那时，我并未意识到一切美好都源于对自我的接受和热爱。我花了很长时间才与自己建立了平和而充满爱意的关系。

首先，我常常在自己身上搜寻那些被我视为“好品质”的小事。这很有帮助，我的健康状况开始好转。好身体从对自己的热爱而来，在事业、爱意和有创意的自我表达方面也是如此。后来，我学会了如何热爱自己，认可自己的一切，包括肯定那些我认为“不够好”的品质。从那时起，我才真正开始取得进步。

练习：我肯定自己

我让数百人做过这个练习，结果相当惊人。从现在开始往后一个月，反复对自己说：“我认可我自己。”每天至少重复三四百遍，这不算太多。在你焦虑的时候，反复思量焦虑原因的次数至少是这么多遍。让“我认可我自己”变成不间断的咒语，你只需对自己不断地重复这句话，不要停止。

“我认可我自己”这句话保证能够使埋藏在你意识中的一切相反的东西浮出水面。

当“我是个胖子，我怎么能够认可我自己”“认为这能带来好处真是愚蠢”“我一无是处”这样的消极想法涌现时，不论你在喃喃低语些什么消极话语，你都该控制大脑思维，不去重视这些念头。轻轻对这些念头说：“我让你走，我选择认可我自己。”

即便只是考虑做这项练习也可能引发很多怀疑，比如“这感觉真傻”“感觉不像真的”“这是个谎言”“看上去莫名其妙”，或者“我那样做怎么可能认可我自己”。

就让所有念头一闪而过就好，这些只不过是抵触思想而已，它们没有控制你的能力，除非你选择相信它们。

“我认可我自己，我认可我自己，我认可我自己。”无论发生什么，无论谁对你说了什么、做了什么，继续对自己这样说。当别人做了你不认同的事时，你还能这样对自己说，你就会知道，自己正在成长与改变。

念头没有控制我们的能力，除非我们向它们屈服。念头只是一些串在一起的词而已，本身没有意义，除非我们赋予它们意义。让我们选择思考那些能够滋养我们、支持我们的想法。

自我接纳有一部分是忽略别人的意见。如果我跟你在一起，不断地对你说“你是一头紫色的猪，你是一头紫色的猪”，你可能要么嘲笑我，要么因此生我的气，认为我疯了。最不可能的就是你认为这是真的。然而，我们选择相信的关于自己的许多事都不切实际，不是真的。相信你的自我价值取决于你的身材，与相信“你是一头紫色的猪”如出一辙。

通常，我们认为自己不对劲的地方，其实只是我们个性的展现，是我们的独特之处。大自然永不会重复它自己，从这个星球形成伊始，从未出现过两片同样的雪花或两滴一样的雨点，每一朵雏菊都跟其他雏菊不同。我们的指纹都不同，我们每个人都不同，我们注定各不相同。当我们能够接受这个观点时，也就没有竞争、没有对比了。试图变得跟他人一样，是在折磨自己的灵魂，让它逐渐枯萎。我们来到这个星球，就是为了展现自己是谁。

直到我开始学习热爱此时此刻的自己，我才明白我是谁。

思考那些能让你感到快乐的想法，做能让你感觉很好的事情，和能让你感觉很好的人在一起，吃让你的身体感觉很好的食物，以让你感觉很好的节奏前进。

播下种子

花点时间想象一株番茄，一株健康的番茄能长出一百多个果实。为了得到这样一株番茄，我们需要从一粒小小的干燥的种子开始。那粒种子看起来不像一株番茄，吃起来肯定也不像。如果你不能确切地知道这点，就不会相信它能够变成一株番茄。让我们想象，你将这粒种子种在了肥沃的土壤中，给它浇水，让它晒太阳。

当第一片嫩芽冒出头来，你不会踩踏它，说“那不是一株番茄”，而是会望着它说：“它发芽了。”你会带着喜悦看它成长。如果你继续及时给它浇水，让它沐浴阳光，将周围的杂草剔除，你可能会拥有一百多个甘美的番茄。这一切，都始于那粒小小的种子。

为你自己创造一种新的生命经历也是一样。你播种的土壤就是你的潜意识，种子就是新宣言，全新的生命经历都在这粒小小的种子当中。你用肯定句宣言灌溉它，让它沐浴在积极思想的阳光下，铲除冒出来的消极想法的杂草。当你第一次看到那细微的小小迹象时，你不会在上面踩踏，说：“这还不够！”相反，你会看着第一次新突破，愉快地宣布：“哇！它来了，它见效了！”

然后，你看着它成长，慢慢变成你期望的样子。

练习：创造新改变

现在，该把你遇到的人生问题列出来，并把它们变成积极的肯定句宣言了。或者，你可以将自己希望发生的所有改变都写下来，然后从中选出三条，将它们变成积极的宣言。

假设你的消极清单如下：

我的生活一团糟。

我应该减肥。

没有人爱我。

我想离开这个地方。

我讨厌我的工作。

我做事没有条理。

我做得还不够。

我不够好。

然后，你可以将它们改成下面这样：

我心甘情愿地抛弃心中引发这些状况的模式。

我正在积极地改变。

我拥有让我高兴的苗条的身体。

无论我身处何方，都能感受到爱。

我拥有完美的生活空间。

我正在创造一份美妙的新工作。

现在的我非常有条理。

我欣赏自己做的一切。

我热爱自己、认可自己。

我相信生命的进程会带给我属于我的最好的事物。

我值得拥有最好的，现在我就接受最好的。

除了上述宣言之外，你还可以列出所有其他想要改变的事项。热爱自己、认可自己，创造一个安全的空间，信任自己，相信自己值得拥有最好的并且现在就接受，会让你的体重恢复正常，让大脑变得更有条理，为你创造充满爱意的人际关系，为你吸引来新工作和新居所。番茄成长的过程充满奇迹，而我们实现自己愿望的过程也充满奇迹。

你相信自己值得拥有渴望的事物吗？如果你不信，就不会允许自己拥有，不受控制的环境因素会突然出现，让你心灰意冷。

练习：我值得……

再一次看着镜子说："我值得拥有＿＿＿＿＿＿或成为＿＿＿＿＿＿。现在我就接受。"说两三遍。感觉如何？时常关注你的感受，看看你的身体正朝着怎样的方向变化。你感觉自己说的话真实吗，还是依旧觉得自己微不足道？如果你体内依然存在消极感受，那就回过头去再次发出宣言：“我抛弃对美好事物产生抵触情绪的思维模式。”“我值得 ____________ 。”不断重复，直到产生接纳自己的感觉为止，你可能要连续几天都这样做。

整体哲学

在我们重建生命的过程中，我们希望运用一种整体方法。这种整体哲学会培育并滋养一个完整的存在——身体、思想与精神。如果忽略其中任何一个领域，我们都是不完整的。只要我们将其他领域囊括进来，具体从哪里开始改变就不再重要。

如果从身体开始，我们希望从营养方面出发，了解所选饮食之间的关系，以及它们如何影响了我们的感觉。我们想为身体作出最好的选择。现在有草药、维生素等一系列疗法，我们也可以就洗肠进行探讨。

我们希望找到一种吸引自己的锻炼形式。锻炼能够强健我们的骨骼，让身体保持年轻状态。除了游泳，还可以考虑舞蹈、太极拳、瑜伽等。我喜欢蹦床，每天都在上面跳一跳。我还喜欢斜卧腹弯板，它能让我保持更久的放松状态。

按摩、足疗、针灸、脊椎指压法等全都对身体有好处，另外，亚历山大心理疗法、生物能量转换疗法、触康健等也有帮助。

在思想方面，我们可以探索想象法、引导想象法及肯定句宣言等手段。还有许多其他心理方法可以运用，如完形疗法、催眠术、再生疗法、心理剧疗法、回溯疗法、艺术治疗法，甚至包括梦境治疗。任何形式的冥想都是能让心灵安静下来的奇妙方法，让自己的内心意识浮现出来。我经常闭上双眼安静地坐下，对自己说：“我需要知道什么？”然后就安静地等待答案。如果答案出现了，那很好；如果答案没出现，也很好，某一天它会出现。

在精神领域，祈祷、冥想可以将你带往更高的精神境界。对我来说，宽恕和无条件的爱都是精神方面的具体实践。

我想让你知道的是，有许许多多方法值得你去探索。如果一种方法对你无效，就试试另一种。所有这些建议都已被证明对人有帮助，但我说不好到底哪一种对你最适用，这需要你为自己发掘答案。没有任何一种方法适合所有人，也没有任何一个人或者一个组织能够解决所有人的问题。我这里也没有所有人需要的答案，我只是你通往整体健康的路途上的一块垫脚石而已。

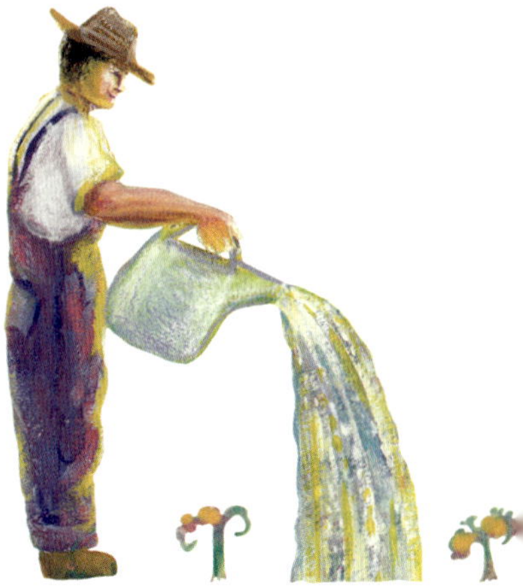

在我所处的无穷无尽的生命中，

一切都完美、完整、完全。

我的生活总是崭新的。

我生命中的每一刻都是新鲜又至关重要的。

我用肯定积极的思维创造真正想要的生活。

这是新的一天，我是新的自己。

我思考的方式不同，我说话的方式不同，

我行动的方式不同，别人对待我的方式也不同。

我的新世界是我新思维的映象。

我满怀欣喜与欢乐播下新的种子，

因为我知道，这些种子会变成我新的生命经历。

我的世界，一切都那么美好。

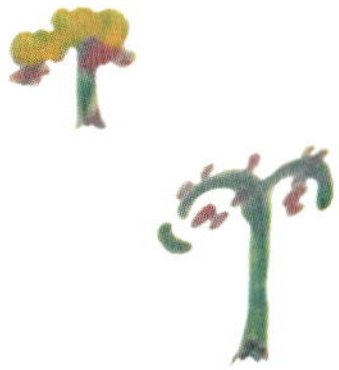

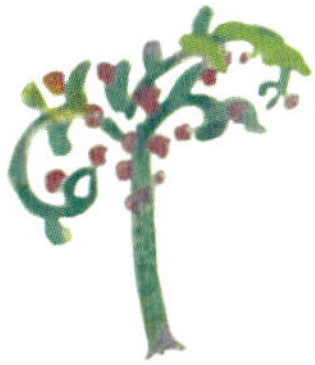

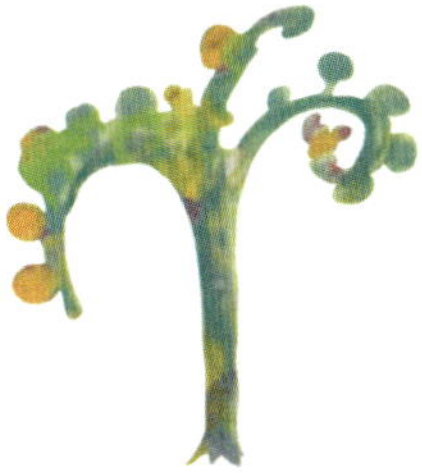

第九章

日常练习

练习新的心智技能让我乐在其中。

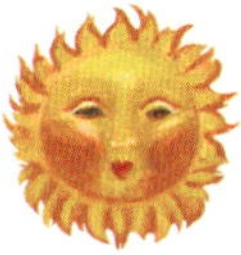

如果孩子在第一次跌倒时放弃，他们永远学不会走路

与你学所有其他新鲜事物一样，只有通过实践才能让它成为你生活的一部分。首先需要非常专注，而且部分人会将其视为一项“艰难的工作”。我不喜欢将它想得很艰难，更愿意将其看成需要学习的东西。

不论什么课程——可能是你正在学习的驾驶课程、打字课程、网球课程，或者是以用积极的方式思考的课程，其学习过程几乎都一样。刚开始，我们的潜意识在反复实验中学习，摸索着跌跌撞撞地前进，但每当我们回过头来实践，就会感觉一次比一次容易，我们也一次比一次做得更好。当然，第一天你不会做得“完美”，能做什么就去做，那就是一个足够好的开端。

经常这样对自己说：“我在尽最大努力。”

始终支持你自己

我清楚地记得我的第一次演讲。当我从讲台上走下来时，我立刻对自己说："露易丝，你做得棒极了。你的第一次演讲表现真是好得让人难以置信。等你演讲了五六次之后，你就会成为专业人士。"

几个小时之后，我对自己说："我想我们可以在几件事上作一些改变，让我们作出这样或那样的调整。"我拒绝以任何方式批评自己。

假如我走下讲台就开始呵斥自己，"哦，你做得真是糟透了！你犯了这样的错误，你犯了那样的错误"，我就可能会畏惧第二次演讲。然而，事实上我的第二次演讲比第一次更好，到第六次演讲时，我已感觉自己是一位专业人士。

我看到每个地方"法则"都在起作用

就在我开始写这本书之前，我给自己买了一台电脑，我称它为"魔法女士"，它是我选择学习的新东西。我发现，学习用电脑非常像学习"心灵法则"。当我学习电脑用法时，它真的给我表演了一套"魔法"。当我没有依循它的法则给它指令时，它要么毫无反应，什么都不出现，要么拒绝按照我希望的方式工作，给出我不想要的结果。它寸步不让，我被它弄得灰心沮丧气，而它只是耐心地等着我学习它的法则，等我掌握了之后，它又开始向我展示它的魔法。一切都需要练习。

同样，你现在正在学着做的事情也有法则需要遵循。你必须学习心灵法则，并依循法则去下达指令。你不能向旧的思维模式屈服，你必须学会新的语言，而当你这么做时，“魔法”才会在你的生活中显现。

加强学习

如果你能通过更多方法、更多途径来加强学习，巩固已学到的内容，效果会更好。我建议你：

表达感激之情。

写下你的肯定句宣言。

坐下来冥想。

享受运动过程。

实施好的营养计划。

大声朗读你的宣言。

把你的宣言唱出来。

花时间做放松练习。

采用观想、心理意象来帮助自己。

读书与学习。

我的日常安排

我自己的日常安排大致如下：

在刚醒来睁开眼睛之前，我脑中的第一个念头是对我能够想到的一切表示感恩。淋浴之后，我会花大约半个小时冥想，朗读我的宣言并祈祷。然后做十五分钟的运动，通常在蹦床上，有时我也会跟着早晨六点的有氧运动电视节目一起锻炼。

接下来，我准备吃早餐，包括水果、果汁和花草茶。我感谢大地母亲给我提供这样的食物，我感谢这些食物用它们的生命来滋养我。

在午餐之前，我喜欢走到镜子面前，大声朗读某些宣言，甚至会将它们唱出来，比如：

> 露易丝，你真了不起，我爱你。
>
> 这是你生命中最美好的日子之一。
>
> 所有事物都在为你的最高福祉而努力。
>
> 你需要知道的一切都在向你展现。
>
> 你需要的一切都来到你身边。
>
> 一切都那么美好。

午餐经常是一大份沙拉，我会再一次感激食物，并为它们祈祷。在下午的晚些时候，我会花几分钟时间在斜卧腹弯板上练习，让我的身体体验深度放松。同时，我可能会听音乐。

晚餐是蒸蔬菜和一份粗粮，有时我也吃鱼或鸡肉。简单的食物让我的身体处在最好的状态。我喜欢跟别人一起共进晚餐，除了祈祷之外，我们也互相祈福。

有时，在傍晚，我会花些时间阅读和学习，我总有很多东西需要学习。此时，我可能会将最近的宣言写十到二十遍。

上床的时候，我会整理思绪，将一天发生的事情在脑海中回顾一遍，祝福每一个行为。我认可我自己会睡得又香又沉，第二天早晨会愉快地醒来，我会精神焕发，对新的一天充满美好期待。

看上去令人应接不暇，是不是？刚开始似乎有许多事情需要应付，但过一段时间之后，你的新思维方式就像洗澡刷牙一样，成为你生活的一部分，做起来会自然且轻松。

如果一家人能在早上一起做其中几件事，那就太棒了！在清晨一起冥想来开始新的一天或者在晚餐前一起冥想，能让所有人获得平静，怡然自得。如果你认为自己没有时间，可以早起半小时，由此带来的好处完全值得你付出。

如何开始新的一天

当你早晨起床时，首先会对自己说什么？所有人几乎每天都会说点什么，是积极的还是消极的？我能记得，过去我在清晨醒来时，会习惯性地抱怨：“天哪，又是一天。”那一天就正如我早上抱怨时所想的那样，事情接二连三地出错。如今，当我醒来，在睁开眼睛之前，我感谢床铺为我提供了一宿美好的睡眠，我们在一起舒舒服服地度过了一整夜。接下来，我继续闭着眼睛，花十分钟感激生命中一切美好的事物。我对一天稍加规划，并肯定地对自己说所有事情都会顺利进行，我会乐在其中。这就是我在起床开始清晨冥想或祈祷之前会做的事情。

冥想

每天给自己几分钟时间，坐下来安静地冥想。如果你在冥想方面是个新手，刚开始几次冥想五分钟就好。安静地坐着，观察你的呼吸，允许思想轻柔地穿过你的大脑。别看重它们，顺其自然，它们就会悄然而过。思考是大脑的天性，所以不要试图摆脱任何思想，让思想自由驰骋。

有许多课程和书籍可供探索，你会在其中发现冥想的方法。无论你如何开始、从何开始，你都会创造一种最适合自己的方法。通常，我只是安静地坐着，问自己："我需要知道些什么？"如果答案出现，我接受它；如果答案没有出现，我知道过段时间它会出现。冥想方式没有一定之规。

冥想的另一种形式是安静地坐着，观察你的一呼一吸。吸气的时候数一，呼气的时候数二，连续数到十时再从一开始数。如果你发现自己数到了二十五左右，只要回到一重新开始数就好。

有位向我咨询的女士在我看来开朗又聪明，思维敏捷又有创造性，极富幽默感。然而，她的行为却并不相符。她体重超标，贫穷，工作不顺，很多年都没恋爱。她能很快接受所有抽象概念，对她而言那些全都言之有理，极易理解。但是她太聪明、反应太快，她发现很难让自己慢下来，将那些她在一开始就能迅速掌握的理念付诸实践。

每日冥想给她的帮助大得惊人，我们最初从每天五分钟开始，然后逐渐增加到十五分钟或者二十分钟。

练习：每日肯定句

每天把一两则宣言写十到二十遍，热情洋溢地大声朗读，将宣言编成歌曲愉快地哼唱，让你的大脑每天不断复习这些宣言。那些被不断重复的宣言会变成信念，而信念总会产生结果，有时候它们发挥作用的方式超乎我们的想象。

我始终相信，我总能与房东关系融洽。我在纽约的上一个房东是个非常难相处的人，这一点众所周知，他的所有房客都如此抱怨。我在那里住了五年，只见过他三次。当我决定搬到加利福尼亚居住时，我想把个人物品全部卖掉，不被过去羁绊，以全新的方式没有负担地开始新生活。于是，我认定：

我所有的物品都会轻而易举地迅速卖掉。

搬家这件事非常简单。

所有事情都在神圣的权利秩序下运行。

一切都那么美好。

我没去想卖掉那些东西有多么困难，也没想最后几晚我要睡在哪里，其他任何消极思想也没在脑中出现。我只是坚持不停地重复我的宣言，很快，我的咨询者和学生就把所有小物件和大部分书买走了。我给房东写了一封信，告诉他我将不再续租。令我惊奇的是，他打来了电话，对我的离去表示沮丧，主动提出愿意给我在加利福尼亚的新房东写一封推荐信，还说很乐意买下我的家具，这样他就能出租一套配置齐全的公寓了。

我的深层意识以一种我自己都不曾想到的方式将这两条信念放在了一起："我总能与房东关系融洽"，以及"所有物品都能轻而易举地迅速卖出去"。让其他房客惊讶的是，直到搬走之前的最后一刻，我还能舒舒服服地睡在自己的床上，家具一应俱全，还有人为之付钱！我只带着几件衣服、榨汁机、搅拌器、吹风机、打字机和一张购买我家具的巨额支票就走出了家门，轻松愉快地坐火车到了洛杉矶。

不要相信限制性信念

到加州后买辆车很必要。因为我此前没有车，也没有做过大额资金的交易，没有确认过信用资质，所以银行不会给我贷款。身为一个女人，还是自由职业者，身份和职业都给不了任何帮助，我又不想把所有存款都拿来买一辆新车。这时，建立信用就成了一个难题。

但我拒绝对环境或银行产生任何消极想法。我租了一辆车，持续说肯定句宣言："我有一辆漂亮的新车，我很容易得到它。"

我也对所有遇到的人说想买一辆新车，但是还没在银行建立足够的信用。大约过了三个月，我遇到一位商人，她喜欢我，跟我一见如故。当我告诉她想买车的事情时，她说："好，我会留意这件事。"

然后，她给一位在银行工作的朋友打了电话，这朋友欠她一个人情。她说我是她的"老朋友"，并给了我极高的评价。不到三天，我就从汽车经销商那里开走了一辆属于自己的漂亮新车。

我并没有太过兴奋，而是对这一过程感到敬畏。我相信，之所以花了三个月才买到新车，是因为我之前从未承诺过每个月付款这种事，我心中的那个小孩感到害怕，需要时间鼓起勇气迈出新的步伐。

练习：我爱自己

假设你已经不停地对自己说"我认可我自己"，这是一个强大的基础，要至少坚持一个月。现在拿一摞纸，从第一张开始写："我爱自己，因此 ________。"

尽最大可能以多种方式完成这个句子。每天都坚持朗读它，当你想到新东西的时候就随时加上去。

如果你能和伙伴一同练习，就握住对方的双手，轮流说这句话："我爱自己，因此 ______________"。做这项练习最大的好处是你会发觉，当你说爱自己的时候，几乎不可能小瞧自己。

练习：发表对新状态的要求

想象一下，你已拥有你一直努力想拥有的事物，你正在做你一直努力想去做的事情，你已进入你一直努力想进入的状态。想得越细越好。写下所有细节，感到的、看到的、尝到的、摸到的、听到的。观察他人对你新状态的反应。无论他们作何反应，你都要适应。

练习：拓展你的学识

尽可能多阅读，增加你对大脑运转方式的认识与理解。知识如此之多，需要你不断学习。这本书只是你路途之中的一步。获取别的观点，听听别人不同的意见，与一群人一起学习一段时间，直到你超越他们。

这是一生的工作。你学得越多，知道得越多；你实践并运用得越多，感觉就越好，你的生活也会更加美妙。这样做能让你感觉很好！

开始验证结果

尽可能多地将这些方法付诸实践，你会开始看到这项工作在你身上显现的成效。你会看到奇迹在生活当中发生，你准备清除的东西会自动消失，你想要的事物会突然出现，你会得到从未想过的奖赏。

在经过几个月的思想训练之后，我惊奇又欣喜地发现，自己开始变得年轻。现在的我，看起来比十年前还要年轻十岁。

爱你自己，爱你未来的面貌，爱你所做的事情。笑对自己，笑对生活，那么什么都无法影响你。反正一切都转瞬即逝，下辈子你会是不同的自己，那为什么不从现在开始就做个不同的自己？

你可以读一读诺曼·卡森斯的书，他用笑声拯救了患了致命疾病的自己。不幸的是，他没能改变引发疾病的思维模式，于是又得了另一种病，但是他再一次在笑声中康复了。

将自己从困境中拯救出来的方式非常多，可以都试一遍，然后找到最吸引你、对你最有效的方法。

晚上睡觉之前，闭上双眼再一次感谢生命中一切美好的事物，这会为你带来更多美好。

请不要将听广播、看电视作为晚上入睡前的最后一件事。新闻大多是一系列灾难，你并不想将它们带进梦中。许多清理工作会在梦中完成，你可以让大脑在梦境之中帮你完成你正在为之努力的事情，通常在清晨醒来时你就会找到答案。

带着平和的心情入睡。相信生命的进程会支持你，为你最大的幸福喜乐安排好一切。

没必要将你正在做的事情视为苦差事，它可以充满乐趣，可以是一场游戏，可以是一件乐事。它取决于你！如果你愿意，即便是练习宽恕、放下仇恨，你也同样能让它们变得有趣。你可以再一次将难以释怀的人或环境因素谱成一段小曲，当你吟唱时，会让整个过程变得轻松。当我与向我咨询的人单独在一起时，会尽快使气氛变得轻松愉快，让整个过程充满笑声和欢乐。我们对整件事越快发笑，就能越快将它放弃。

如果你在剧作家尼尔·西蒙的戏剧中看到自己的问题，你会忍不住笑起来，甚至笑到从椅子上掉下来。悲剧和喜剧一样，只是取决于你如何看它：“哟，我们这些凡人是多么愚蠢。”尽量使你的转变过程轻松愉悦、充满欢乐。尽情享受吧，祝你玩得开心！

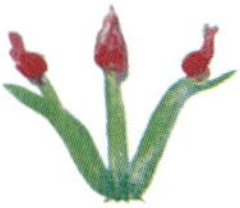

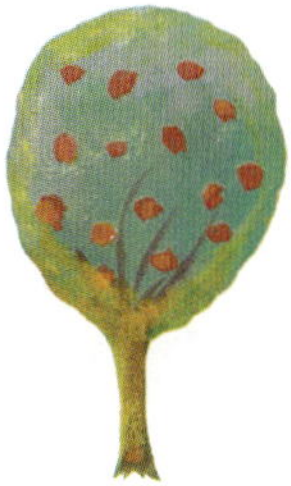

在我所处的无穷无尽的生命中，

一切都完美、完整、完全。

我支持自己，生命也支持我。

在我周围和我生命的每一个领域，

我都看到了法则发挥作用的证据。

我以快乐的方式强化自己学到的一切。

每一天都在感激与欢乐中开始。

我热情洋溢地期待每一天的奇遇，

因为我知道在我的生命中一切都那么美好。

我爱自己的本来面貌，

我爱自己的所作所为。

我是生命的鲜活展现，

充满爱意，心怀喜悦。

我的世界，一切都那么美好。

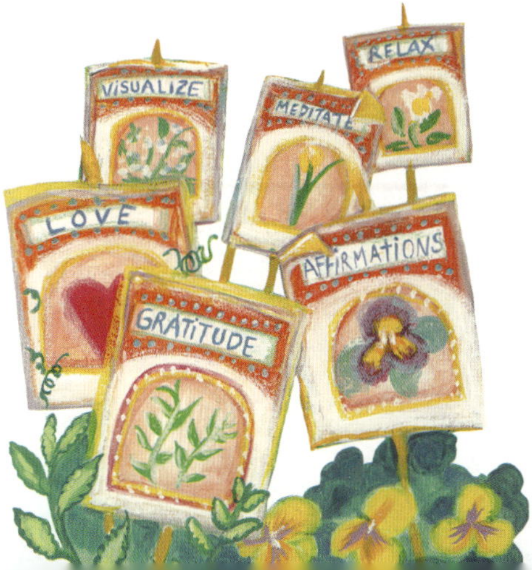

第三部分

你的实践

第十章

关系

我所有的关系都很和谐。

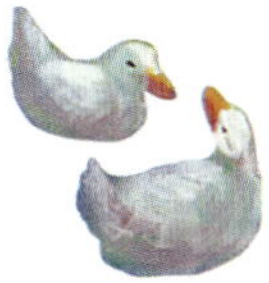

生命之中，关系似乎无处不在，我们与所有事物都有关系。你和你正在读的这本书、我以及我的观点都正在建立关系。

你与物品、食物、天气、交通工具及人之间的关系，都反映出你和自己的关系。你小时候与周围大人建立的关系，深深影响着你和自己的关系。那时大人们对待我们的方式，常常成为我们现在对待自己的方式，无论是积极的还是消极的。

回想一下，你斥责自己时使用的词是否与父母斥责你时用的一模一样？当他们表扬你时用了什么词？我敢肯定，你也在用同样的词表扬自己。

也许他们从未表扬过你，所以你也不知道怎样表扬自己，你可能认为自己不值得表扬。我并不是在责备我们的父母，因为他们和我们都是受害者，他们不可能教会你那些他们自己都不知道的东西。

呼吸重生疗法开创者桑德拉·雷在关系领域做了许多工作，她认为我们拥有的所有主要关系都是我们与父母中某一方关系的反映。同时，她还指出，只有将与父母的关系彻底理清楚之后，我们才能自由地创建自己真正想要的关系。

关系是我们的一面镜子，我们吸引的人总是反映出我们拥有的特质或者我们对关系的信念。无论你是与老板、同事、雇员、朋友、恋人、配偶或是孩子建立关系，都是这样。这些人身上那些令你不喜欢的东西，要么是你自己拥有的，要么是你不愿做的，要么是你相信的。如果他们的生活方式不能以某种方式填补你的生命，你就无法吸引他们或让他们出现在你的生活里。

练习：我们与他们

花点时间想想你生命中让你困扰的某个人，描绘出他身上你不喜欢或想让他改变的三个特征。现在，审视你的内心，问自己："我哪些地方和他一样？我什么时候也会做出相同的事情？"

闭上眼睛，给自己留出时间想一想。

然后问自己，是否愿意做出改变。当你从思想和行为中去除了这些模式、习惯和信念，那个困扰你的人也会随之改变或者从你的生活中离开。

如果你有一位吹毛求疵、很难取悦的老板，那么深入自己的内心看一看，要么你在某种程度上也如此，要么你拥有"老板总是很挑剔而且难以取悦"这样的观念。

如果你有一位不服从安排或者不能坚持到底的员工，那么检查一下自身，在哪些地方你也是如此，然后将它清理出去。辞退一个人太容易了，但这样做你的模式就得不到修正了。

如果团队中有位同事不与人合作、缺乏团队精神，那么就探究一下你把这样的同事吸引到身边来的原因。你在哪些地方会表现出不合作的态度？

如果你有一位不可靠、让你失望的朋友，那么就自我反省一下吧。你在生活中哪些地方不可靠，什么时候你会让别人失望？那是你的信念吗？

如果恋人对你冷冰冰的，似乎并不爱你，就审视内心，你是否在孩童时期从对父母的观察中就得出这样一个结论——“爱是冰冷的，而且决不表达出来。”

如果配偶既唠叨又不支持你，你应该再一次审视你的童年信念。你是不是也有一位爱唠叨、同样不能给予家人支持的父亲或母亲？你自己是不是也一样？

如果你的孩子有让你恼火的习惯，我敢保证，那些习惯你也有。孩子只会通过模仿周围的大人来学习。将这些习惯从你身上清除，你会发现，孩子们也会自动改变。

改变别人的唯一方法，就是先改变我们自己。改变你的模式后你会发现，别人也改变了。

指责他人毫无用处，只能让我们丧失力量。保持你的力量，因为没有力量我们就不能作出改变。无助的受害者是看不到出路的。

吸引爱

当我们对爱没有期盼的时候，当我们没有在寻找爱的时候，爱就来了。搜寻爱永远不会给我们带来合适的伴侣，只会引发渴望与忧愁。爱绝不在外部的世界，爱在我们内心。

不要坚持认为爱马上就来，也许你还没有准备好迎接它，或者你还没有成长到能吸引想要的爱。

不要认为随便找一个人就行了，建立你的标准。你想要得到什么样的爱？列出你自身的特质，你会吸引同样拥有这些特质的人。

你可能要检查一下是什么让爱远离你。批评指责？感觉自己毫无价值？不合理的标准？要明星那样的外貌？对亲密关系感到畏惧？认为自己不会被人喜欢？

当爱来临的时候，准备好迎接它吧！为爱准备一片土壤，为滋养它作好准备。让自己充满爱，你就会受人喜爱。敞开心扉迎接爱的到来。

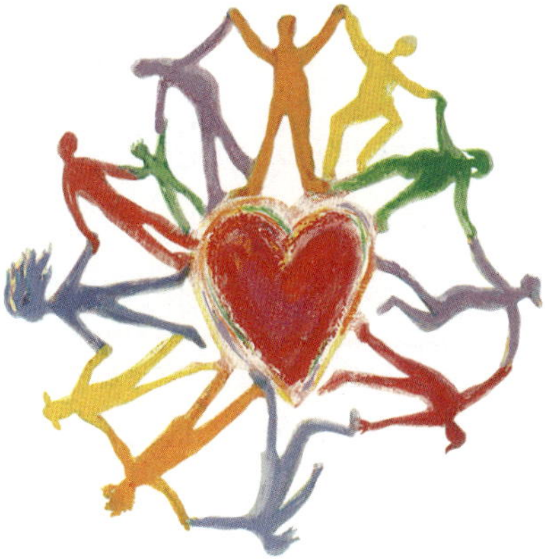

在我所处的无穷无尽的生命中，

一切都完美、完整、完全。

我与认识的每一个人都相处和谐，我的生活既平静又平衡。

在我的心灵深处，有无尽美好的爱。

现在，我让这份爱浮出表面，

充盈我的心灵、我的身体、我的大脑、我的思想、我的生命，

从我的体内发散出去，洒向四面八方，

然后又成倍地回到我身边。

我运用及给予的爱越来越多，我的爱永无止境。

运用爱的力量、付出爱让我感觉良好，

那是我内心欢悦的一种表达。

我爱自己，因此我也用爱好好照顾自己的身体。

我充满爱意地给予它营养丰富的饮食，

我充满爱意地修饰它、装扮它，

我的身体也充满爱意地用活力、健康与力量回馈我。

我爱自己，因此我给自己一个舒适的家，

它能满足我的一切需求，住在里面就是一种快乐。

我用爱的活力填满所有房间，
任何一个走进来的人，包括我自己，
都会感到这份爱的存在，并被爱深深滋养。
我爱自己，因此我真心喜爱我的工作，
我为之付出创造力和天赋，
我与我爱并爱我的人一起工作，赚取一份不错的收入。
我爱自己，因此我的一言一行、所思所想都充满爱意，
我对所有人付出爱，
因为我深知我给出的一切都将成倍地回来。
我只吸引充满爱心的人，因为他们是我的一面镜子。
我爱自己，因此我宽恕过去，
并将过去所有的经历放下，从而获得自由。
我爱自己，因此我全身心地活在当下，体验每一刻的美好，
知道我的未来明朗、充满欢乐又安全，
因为我是宇宙珍爱的一个孩子，
宇宙充满爱意地给我关怀，从现在直到永远。
我的世界，一切都那么美好。

第十一章

工作

我对我所做的一切感到极其满足。

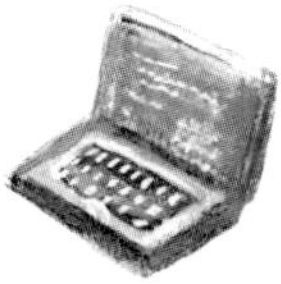

你不想让上面那则宣言在你的生活中变成现实吗？也许是下面列出的这些想法一直都在限制你：

我不能忍受这份工作。

我讨厌我的老板。

我挣的钱不够多。

他们不欣赏我的工作。

我无法在工作中与人友好相处。

我不知道自己想做什么工作。

这些是消极、防御性的想法。你认为这会给你带来什么好职位？它从一开始就将你引向错误的方向，如此下去，你只会得到一个错误的结局。如果你正在做自己并不喜欢的工作，如果你想改变自己的职位，如果你在工作中遇到了问题或者已经失业了，最好的处理办法是：

> 首先充满爱意地祝福你当前的职位，认识到这只是你成长路途中的一块垫脚石，是你自己的思维模式让你处在当前的职位。
>
> 如果“他们”不是按照你喜欢的方式对你，你的意识中一定存在一种吸引这一行为的模式。
>
> 在脑海中认真审视你当前正在做或者曾经做过的工作，然后开始充满爱意地祝福一切——建筑、电梯、楼梯、房间、家具、电器、你为之工作的人、与你共事的人，以及每一个客户。

开始肯定地对自己说：

> 我总是为最棒的老板工作。
>
> 我的老板总是以尊重、有礼貌的态度对待我。
>
> 我的老板很慷慨，在工作中极易相处。

这样做会让你一生都因此受益，而且如果你成了老板，也会是那个样子。

一位正准备开始一份新工作的年轻人非常紧张，我记得我是这样对他说的：“你怎么会做不好呢？毫无疑问你会成功。敞开你的心怀，让你的才华显露出来，充满爱意地祝福你为之工作的企业、所有与你一同工作的人以及每一位客户。一切都会进展顺利。”

他这样做了，并取得了巨大成功。

如果你想辞去现在的工作，就开始肯定地告诉自己，你心怀友爱地将现在的工作让给一个乐意接替你的人。同时知道，有人正在寻找你能提供的东西，你们现在就有机会在人生的棋盘上相聚。

关于工作的肯定句宣言

“我对一个美妙的新职位完全开放，欣然接受，它能发挥我的全部天赋与才能，给我机会以我满意的方式表达创造力。我与喜欢的人一起工作，我为喜爱的人工作，他们也喜欢我、尊重我。我的工作环境非常好，收入丰厚。”

如果工作中有人让你烦恼，每当你想起他们的时候也充满爱意地祝福他们。我们每个人都是独立个体，迥然不同。我们可以成为希特勒，也可以成为特蕾莎修女，这取决于我们自己的选择。如果某个人很挑剔，你就开始肯定地告诉自己他充满爱心、善于鼓励人；如果他总爱抱怨，你可以肯定地告诉自己这个人很有趣、能让周围的人感到愉快；如果他很冷酷，肯定地告诉自己这个人既温和又富有同情心。如果你只看到这个人身上的好品质，不管他怎样对待别人，他都会向你展示这些好品质。

范例：一切都取决于你

一位男士的新工作是在俱乐部弹钢琴，俱乐部的老板出了名地待人不友善又刻薄，员工们背地里都称他为“死亡先生”。于是，这位男士向我咨询怎么应对这种情形。

我回答道：“每个人的内心都有好的品质，不管别人怎么看他，都跟你没关系。每当你想到这个人的时候，都充满爱意地为他祝福。不断肯定地告诉自己，我总是为非常好的老板工作，一直这样重复就好。”

他听取了我的建议并完全照做了，他开始收到老板的温情问候，很快老板开始发奖金给他，并聘请他去另外几个俱乐部演奏。而那些对老板抱有消极看法的员工依旧受到恶劣对待。

如果你喜欢你的工作，但觉得自己没有得到足够的报酬，那就开始充满爱意地为你当前的薪水祝福。

对你已经拥有的表示感激，这能让你的薪水增加。

肯定地表示你正在敞开心扉迎接更大的财富，而增加的薪水就是其中的一部分；肯定地表示你应该获得加薪，不是因为负面的原因，而是因为你是公司的巨大资产，老板愿意与你分享利润。

工作时始终尽力做到最好，于是宇宙就知道你已做好准备调离现在的岗位，晋升到下一个更好的位置。

你的思想意识将你带到了现在的地方，它要么把你留在现在的职位上，要么将你提升到更高的职位，这都取决于你。

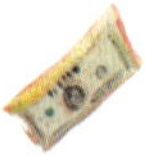

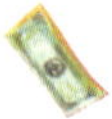

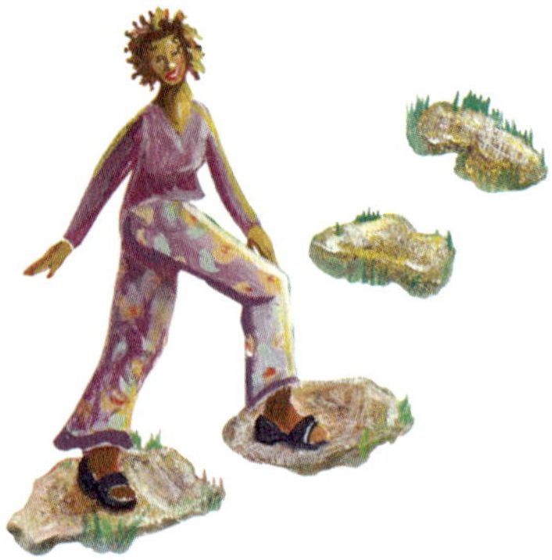

在我所处的无穷无尽的生命中，

一切都完美、完整、完全。

独特的创造天赋与才能在我身上流淌，

并以极其令人满意的方式得到了表达。

总是有人想要得到我的服务，

总是有工作需要我，

我可以挑选想做的工作。

我做着让自己满意的工作，

获得丰厚的收入。

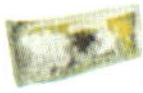

我的工作充满喜悦与欢乐。

我的世界，一切都那么美好。

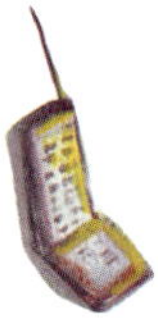

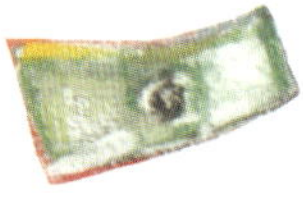

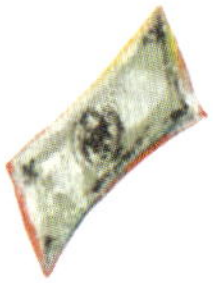

第十二章

成功

每一段经历都是一次成功。

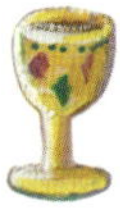

“失败”究竟意味着什么？它是否意味着有的事情并未以你想要的方式结束，或者结果未达到你的预期？关于生命体验的法则总是完美的，我们的内心想法和信念都能完美地呈现出来。我们天生就有这种能力。因此如果你觉得自己失败了，一定是你遗漏了某个步骤，或者内心有种信念告诉你“你不值得”——或者你觉得自己毫无价值。

这和我使用电脑的情况一样，如果它出了错误，一定是我的问题。是因为我没有遵从电脑的法则下达指令，这就意味着还有别的东西需要我学习。

有这样一句谚语：“如果你第一次没有成功，那就再试一次，再试一次。”的确如此。当然，并不是说你要不断折磨自己，在同一个地方摔倒很多次，而是说你要认清自己的错误，尝试其他方法——直到你学会正确的做法。

我认为，一生中取得一个又一个成功是我们与生俱来的权利。如果我们没有取得成功，要么是因为我们没能顺应我们的内在能力，要么是我们不相信自己会成功，要么是我们没能意识到成功已经来临。

如果制定的标准对现在来说太高，我们还不可能立刻实现，我们就会一次次失败。

在一个小孩学习走路或说话的时候，他每取得一个小小的进步，我们就会鼓励他、表扬他。这个孩子会喜形于色，渴望努力做得更好。这是你在学习新东西时鼓励自己的方式吗，还是你总说自己很愚蠢，是个“失败者”，让学习变得更加艰难？

许多演员认为，第一次彩排就必须完美演出。我总是提醒他们，彩排的目的是学习，是出现错误、找到错误、发现新方法并学习新方法的过程。只有通过反复练习才能学到新东西，并让它自然而然地成为我们的一部分。你见到的那些取得伟大成就的专家，都经过了无数小时的练习。

不要像过去的我那样——我曾拒绝尝试任何新事物，因为我不知道怎样做或不想让自己显得愚蠢。学习就是一个不断犯错的过程，当我们的潜意识能将正确的图像拼凑在一起时，我们将不再犯错。

不论你在多长时间内认为自己是个失败者都无所谓。你可以从现在开始创造一个“成功模式”。不管你想进入哪个领域，规则都一样。我们需要播下成功的种子，这些种子会成长为累累果实。

这里有一些“成功宣言”你可以应用：

神圣的智慧给了我能运用的所有灵感。

我遇到的每件事都是成功的。

宇宙给每个人都准备了充足的供应，我也在内。

很多人需要我提供的服务。

我对成功有了新的认知。

我进入了“胜利循环”。

我是一块能吸引天赐繁荣的磁铁。

我得到的祝福护佑超出了我最甜美的梦想。

每一种财富都向我涌来。

黄金般的机会对我来说无处不在。

从上述宣言中挑出一条，反复念几天，再挑出另一条，反复念几天。让这些理念充满你的意识。不要担心怎样实现它，好机会会紧随而至。相信你内心的智慧会带领你、指引你前进。你会在生命中的每个领域都取得成功，这是你应得的。

在我所处的无穷无尽的生命中，
一切都完美、完整、完全。
我拥有创造自己的力量。
我拥有成功的一切要素。
现在，我让成功的准则从我身上流过，
并在我的世界中展现出来，
我会获得指引，到达成功的彼岸。
我从每一次经历中学习。
我从一次成功迈向另一次成功，
取得一个又一个荣誉。
我的生命旅途就是一步步迈向更伟大的成功，
每走一步都在为成功奠定基石。
我的世界，一切都那么美好。

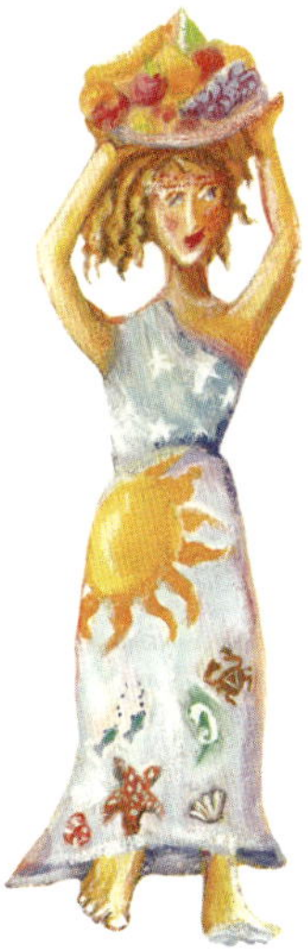

第十三章

财富

我值得拥有最好的事物，而且我现在就接受。

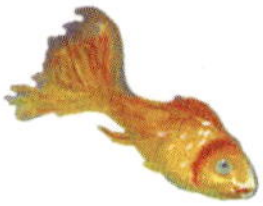

如果你想让上面的宣言成真，就不要相信下面的说法：

金钱来之不易。

金钱丑恶又肮脏。

金钱是恶魔。

我很穷，但我很清白。

富人都是骗子。

我不想有钱，不想变得盛气凌人。

我永远都得不到一份好工作。

我永远都赚不到钱。

钱总是来得慢、去得快。

我总是债务缠身。

穷人永远都不能翻身。

我父母是穷人，我也只能是穷人。

艺术家必须过着穷困挣扎的生活。

只有骗子才有钱。

好事轮不到我。

我不能要价那么高。

我配不上。

我没有足够的能力挣钱。

绝不能告诉任何人我在银行里存了多少钱。

绝不要把钱借给别人。

省钱就如挣钱，省一分就相当于挣一分。

未雨绸缪，存钱以备不时之需。

经济萧条随时会爆发。

我嫉妒别人有钱。

只有通过辛苦工作才能获得金钱。

你脑海中有多少这样的信念？你真的认为相信其中任何一条会给你带来财富吗？

这些是旧有的限制性思维。也许这些是你的家人对金钱的信念，因为家庭信念紧随我们，除非我们有意识地放弃它。无论这种信念来自何处，如果你想变得富有，它就必须从你的意识中离开。

对我来说，真正的财富从感觉自己很棒开始。它也是可以自己决定想做什么、何时去做的自由。真正的财富绝不只是许多金钱，而是某种精神状态。拥有财富或缺乏财富都是你脑中思想的外部表现。

你值得拥有财富

如果我们不接受自己“值得”拥有财富这一理念，哪怕有巨额财富从天而降，我们也会设法拒绝它。看看下面这一例子：

我班上有位学员在努力增加自己的财富。有天晚上他来上课时非常兴奋，因为他刚刚赢得了五百美元。他不停地说：“简直不敢相信！我从来没有赢过！”我们知道那是他意识转变的外在反映。他依旧觉得自己并不真的当之无愧。接下来那一周，他无法来上课，因为他摔断了腿，医疗费正好花掉了五百美元。

他害怕“迈向”一个全新的“富足的方向”，觉得自己不配拥有，因此他以这样一种方式惩罚自己。

无论我们关注什么事物，那一事物就会增加。因此，不要关注你的账单。如果你关注匮乏和债务，就会导致更多的匮乏和债务。

宇宙提供了无穷无尽的供应，要意识到这一点。花时间数数晴朗夜空的星星、一捧沙的颗粒、一根树枝上的叶子、一块窗玻璃上的水珠，或者一个番茄中的种子，每一粒种子都能够长出一棵能结无数番茄的植株。对你拥有的一切心存感恩，你就会发现自己拥有的东西正在增加。我喜欢充满爱意地祝福生命中现有的一切——我的房子、暖气、水、灯、电话、家具、管道、电器、衣服、交通工具、工作、我拥有的金钱、朋友，以及能够看见、感知、品尝、触摸、行走和享受这个无与伦比的星球的能力。

我们的限制性信念是唯一能限制我们的事物。什么信念限制着你？你想要有钱只是为了帮助别人吗？那么你就是在说自己没有价值。

要确保现在你不再拒绝繁盛富足。如果有朋友邀请你共进午餐或晚餐，就欣然接受，不要觉得你是在跟人“做交易”。如果你收到一份礼物，就优雅大方地收下。如果这份礼物你用不上，可以转送他人。让自己成为万物流转的一环，保持微笑说：“谢谢你！”通过这种方式，你就能让宇宙知道，你已做好接受生命中美好事物的准备。

为新事物制造空间

为新事物腾出空间。清理你的冰箱，将包在锡箔纸中没用的小东西都清除出去。清理你的壁橱，将过去六个月甚至更长时间都没用到的物品都清除出去。如果某件物品你一年都没使用了，一定把它扔出你的屋子，卖掉它、跟人置换、送给别人或烧掉。

杂乱的壁橱代表杂乱的头脑。在你清理壁橱的时候对自己说：“我正在清理思想的壁橱。”

第一次听到“宇宙的极大丰盈适用于每一个人”这一观念

时，我认为这简直荒谬。我曾对自己说："看看那些穷人，看看我自己这副穷困潦倒的样子。"听到"你的贫穷反映了你意识中的信念"这样的话，只会令我生气。我花了很多年才认识并接受，我贫穷的唯一原因正是我自己。认为自己"毫无价值""配不上""挣钱非常难""没有天赋与才能"，我心中的这些信念让我一直困在"一无所有"这一思维系统之中。

钱是最容易证明的事物。对此声明，你作何反应？相信，愤怒，漠不关心，还是准备将这本书扔出房间？如果你拥有上述任何一种反应，很好！我已经触及了你的内心深处，触碰到你内心对真相的抗拒。这就是我们需要下功夫的地方。敞开心怀，迎接向你而来的财富与所有美好，此刻正是时候。

爱你的账单

不再为钱担忧、不再怨恨账单，这对我们来说至关重要。许多人将账单视为应尽可能规避的惩罚。其实账单是对我们支付能力的认同。信用卡公司假定你足够富有，所以提前给你提供服务，满足你的产品需求。我充满爱意地祝福送到家的每一张账单。我充满爱意地祝福每一张签过的支票，并印上一个小小的吻。如果你在付款的时候带有怨恨情绪，金钱就很难再回到你身边；如果你在付款的时候充满爱意与欢乐，你就为充足的资金开启了自由流通的渠道。像对待朋友那样对待金钱，而不是将它揉成一团塞进你的口袋。

你的安全感并不来自你的工作、你的银行账户、你的投资、你的配偶或父母。你的安全感来自你与创造一切事物的宇宙力量建立联系的能力。

我倾向于认为，在我体内呼吸的力量正是提供给我所需要的一切的那种力量，而且同样举重若轻。宇宙富饶慷慨，我们获得所需要的一切是与生俱来的权利。当然，假如我们选择相信与此相反的信念，情况就大不一样。

每次使用电话的时候，我都充满爱意地祝福它，并常常肯定地宣称它只会给我带来财富与爱的表达。我也这么对待我的邮箱，每天它都装满了来自各类朋友、咨询者、远方读者的来信，给我带来爱与财富。我欣喜地迎接送来的账单，感谢那些信任我的公司。我祝福家的正门与门铃，我知道，只有美好的事物会进入我家。我期望生活中一切都很美好，充满欢乐，而事实的确如此。

这些理念为每一个人准备

有位海运贸易商想要拓展生意，来上我的财富培训课。他觉得自己在海运贸易方面具有很强的专业能力，想每年赚十万美元。我给他的建议与我在这里给你的一模一样，很快他就赚到了钱，并投资了中国瓷器。如今，他大部分时间都待在家中，享受着不断增值的投资带来的美妙。

为他人的财富感到欣喜

不要因为别人拥有的比你多而感到愤恨或嫉妒，这些情绪会耽搁你的前途与财富。不要批评他们花钱的方式，他们的事跟你无关。每个人都在遵守自己思想意识中的法则，管好自己的思想就行。为别人的好运祝福，而且要知道有许许多多的好运等着每一个人。

你在给小费时吝啬吗？你会因一些自以为是的说法而不给洗手间的服务员小费吗？圣诞节时你会无视办公楼或公寓住宅楼的门房吗？你是否为了省钱而去购买不新鲜的蔬菜或面包？你是否常去旧货商店买廉价货，或者总是点菜单上最便宜的食物？

供需之间有个法则存在。先有需求，金钱才会抵达需要它的地方。最穷的家庭也能够筹集到葬礼所需的钱财。

视觉呈现：丰饶的海洋

你的财富意识并非依赖金钱存在，而你的资金流动依赖于你的财富意识。

你能想到更多，生命就会得到更多，财富会自动前来。

我喜欢想象这样的场景：站在海岸上，眺望宽阔无际的海洋，我知道丰裕富饶的大海为我提供无尽的财富。低头看看你的双手，看看你拿着的盛海水的容器是什么？是一把茶匙、一个套筒、一个纸杯、一个玻璃杯、一个大水杯、一个大水壶、一个水桶、一个洗衣盆，还是你拥有一根连接这片丰裕海洋的管道？看看四周你会发现，无论周围有多少人，无论他们拥有怎样的容器，大海都为每个人准备了足够的水。你无须掠夺别人，别人也无须掠夺你，你们都不可能将海洋抽干。你的容器就是你的意识，你能将其换成更大的容器，这样练习能够让你获得富足和不受限制的感觉。

张开你的双臂，接受一切美好与丰饶

坐下来，伸开双臂，说："我敞开心怀，接受宇宙中一切美好与丰饶。"我每天至少会这样做一次，这给了我开阔的感觉。

宇宙会将我意识中拥有的东西分配给我，而我总能在意识中创造出更多东西。意识就像一个广阔无边的宇宙银行，我通过增加自己的创造能力获得精神上的存款。冥想、治疗、宣言都是精神存款，让我们养成每日存款的习惯吧。

仅仅拥有更多的金钱并不够，我们还要享受金钱。你是否允许自己享受金钱带来的欢乐？如果不允许，原因何在？你能够接受的任何事物的每一部分都能够带来纯粹的欢乐。上周你是否因为金钱得到了乐趣？为什么没有？是什么样的陈旧信念在阻挠你？放下它，让它走开。

金钱并不一定要成为你生命中的一个严肃话题，要正确地看待它。金钱是一种交换手段，仅此而已。假如你并不需要钱，你会做什么？你会拥有什么？

我们需要对自己的金钱观念进行革新。我发现，教授有关性的课程比教授关于金钱的课程更加容易。当人们对金钱的看法遭受挑战时，会变得非常愤怒。哪怕是因想迫切地创造更多金钱而来上课的人，当我试图改变他们的限制性信念时，他们也会发疯。

“我愿意改变”“我愿意放弃陈旧的消极信念”，有时候，我们必须经常这样对自己说，才能为创造财富敞开心扉。

我们要放弃“收入固定”的心态。不要坚持认为你只能拥有固定薪水或收入，从而限制宇宙的力量。那份薪水或收入是一条渠道，而非你的源泉。你的供给来自一个源头，那就是宇宙本身。

渠道有无数条，我们必须向它们敞开心怀，我们必须在意识上接受收入来自四面八方这一观念。当我们走在马路上，捡到一分一毛，都应向源头说声“谢谢”。这可能只是个很小的数目，但新的渠道正在源源不断地开启。

“我敞开心怀接受新的收入途径。”

“现在我接受来自预期源头和非预期源头的一切美好。”

“我的生命毫无限制，我以毫无限制的方式接受来自无限源头的美好。”

小小欣喜，新的开端

当我们朝着增加财富的方向奋斗时，我们总能取得与期望一致的结果和收入。有位作家为了增加收入而努力工作，她的宣言之一是：“作为一名作家，我正在赚大钱。”三天后，她走进经常吃早餐的咖啡馆，坐下摊开正在写作的手稿，经理走过来问她：“你是一位作家吧？你愿意帮我写一些东西吗？”然后，他拿来几张空白宣传卡，请她在每张卡片上写下“火鸡午餐特价，3.95 美元”。作为回报，经理请她吃了一顿免费早餐。

这件小事说明她的思想正开始转变，后来她也卖出了自己的作品。

财富无处不在，我为此感到欣喜

要意识到财富无处不在，并为之感到欣喜。来自纽约的著名福音传教士瑞沃恩德·艾克记得，当他还很贫穷时，每当经过高级饭店、豪宅、高档汽车、精品服饰店时，他就会大声说：“这是为我准备的，这是为我准备的。”请让那些豪宅、银行、精美店铺、各种展厅甚至包括游艇给你带来愉悦。认识到所有这些都属于你的丰饶资源的一部分，如果你想要，就在意识中增加这些事物。如果你看到衣着讲究的人，就说：“他们拥有这些财富不是很美妙吗？我们每个人都可以拥有许多财富。”我们不想得到别人的美好事物，我们想拥有属于自己的美好事物。

但其实我们什么都不拥有，我们只是在财富经过身边的那段时间暂时使用它，直到它流向别人。有时，某种财富会在一个家族中停留几代人的时间，但最终它还是会流走。这是生命本身自然的流动旋律。万物流转，来了又去，我相信，有的事物离去，只是为了给更好、更新的东西腾出空间。

接受赞扬

很多人都想变得富有，却不愿意接受赞扬。我认识许多想成为明星的年轻演员，但当他们受到赞扬时就变得畏缩不前了。

赞扬是财富赠予我们的礼物，学会欣然接受它。我母亲很早就教我在收到礼物或获得表扬时微笑着说“谢谢”，这个忠告是我受用一生的财富。

更好的做法是接受赞扬并将它返还给赞扬者，如此一来，赞扬你的人会感到仿佛收到了礼物一样。这是让美好事物保持流动的方法之一。

为自己能够在每个清晨醒来并体验全新的一天而感到欣喜吧。为活着、为健康、为拥有朋友、为具有创造力、为能真切地感受到生命的乐趣而感到喜悦。活出你最高的认知，享受你的转变过程。

在我所处的无穷无尽的生命中，

一切都完美、完整、完全。

我就是创造自己的核心主宰。

我敞开心扉，完全接受宇宙提供的丰饶财富。

在我提出要求之前，所有需求与期望都会得到满足。

我得到了神圣的指引与保护。

我作的决定对自身有利。

我为他人的成功感到欣喜，

因为我知道，宇宙为我们每个人都准备了充足的礼物。

我坚持不懈地提升对于富足的认知，

这样的变化反映为收入持续增加。

属于我的美好事物来自每一个地方和每一个人。

我的世界，一切都那么美好。

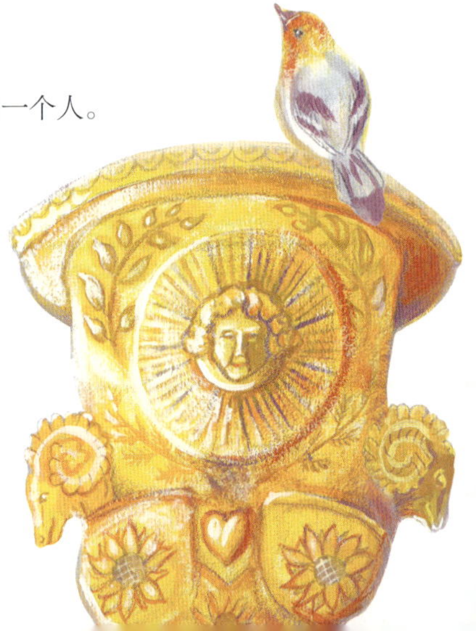

第十四章

身体

我满怀爱意地聆听身体发出的信息。

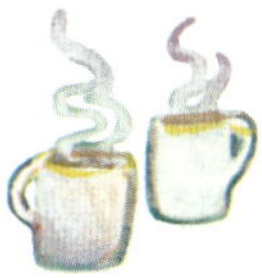

我相信是我们自己造成了身体的每一种所谓的“疾病”。身体与生命中所有其他事物一样，是我们内心想法与信念的外在反映。只要我们花时间倾听，就能发现身体总在与我们交谈。体内的每一个细胞会回应你的每一个想法、你说的每一个词。

持续不断的思考与表达模式会决定我们的体态与行为，以及身体是否感到舒适。一个永远愁眉苦脸的人不会拥有充满欢乐与爱意的思想，而老人的脸与身体明显地展示出他一生的思维模式。当你年老时，你看起来会是什么样子？

在这一章，我将列举可能引发身体不适的心理模式，以及可用来创造健康的新思维模式或肯定句宣言，它们也出现在我的《疗愈你的身体》一书中。另外，我还会探究几种更常见的状况，以给你理清引发这些问题的原因。

这些思维模式并不百分之百适用于每个人，但的确给我们提供了一种研究疾病起因的参考。许多采用非传统疗法的人一直都在运用《疗愈你的身体》中提到的方法，他们认为书中提到的心理原因有百分之九十至百分之九十五是有价值的。

大脑代表我们。它是我们向世界展示的自己，是我们通常被辨识的方式。当头脑中有什么地方出了问题，通常意味着我们感觉“自己出了问题”。

头发代表力量。当我们紧张害怕时，通常会使身体变得紧张，最初从肩部肌肉开始，继而上升到头顶，有时候还会出现在眼周。毛干是从毛囊中长出的，当头皮压力过大时，毛干会受到严重挤压，以至于不能呼吸，然后死亡脱落。如果这种压力持续下去，头皮得不到放松，毛囊会继续保持紧张状态，新头发就长不出来，人就会变成秃顶。

自从女性开始进入商业社会，承受由此带来的一切压力与挫败感之后，女性秃顶的现象也在不断增加。我们没有意识到女性秃顶，是因为女性假发做得逼真又漂亮。不幸的是，大多数男性假发从很远处就能看出来。

紧张并不是强大的表现，而是软弱的表现。放松、平和、集中精力才是真正的强大与有安全感。我们最好放松我们的身体，许多人也需要放松自己的头皮。

现在就开始试试，告诉你的头皮放松下来，感觉是否有些不同。如果你发现头皮明显放松下来，那么我建议你常常做这个小练习。

耳朵代表听的能力。耳朵出了问题，通常意味着有什么是你不想听到的。耳朵痛可能表示你为听到的某些事情感到愤怒。

耳朵痛在孩子中较为普遍。他们在家中经常不得不听到一些不想听到的事情。家中的规定常常禁止孩子表达愤怒，而孩子对改变事物无能为力，于是引发了耳朵痛。

失聪代表长期拒绝听某人说话。你会发现，假如夫妻一方具有听力障碍，那另一方常常是个话痨。

眼睛代表看的能力。眼睛出了问题，通常意味着我们不想看见自己身上或生活中的某些东西，这些东西可能是过去的，可能是现在的，也可能是未来的。

每当我看见小孩子戴着眼镜，就知道他们家发生了他们不想看的事情。如果他们不能改变这一点，视力就会下降，这样他们就不必看得那么清楚了。

很多人都有戏剧性的痊愈经历，当他们愿意回溯到开始戴眼镜之前的一两年，将不想看到的东西清除后，他们就恢复正常了。

你会否认此刻正在发生的事情吗？你不想面对什么？你是否害怕看见现在或未来？如果你能看清楚，你会看见什么现在不想看到的事情？你能看见你现在正对自己做什么吗？这些真是值得思考的有趣问题。

头痛源自自我否定。下一次头痛时，停下来问问自己，你在什么地方做了怎样的错事？宽恕自己，放下它，头痛就会从它产生的地方消失不见。

患有偏头痛的人通常都是追求完美而给自己施加许多压力的人，内心隐藏着许多压抑的愤怒情绪。

鼻窦在靠近鼻子的地方，鼻窦出现问题，代表生活中有一个与你很亲近的人将你激怒了，你甚至可能感觉有被他压垮的趋势。

我们常常忘了是自己引发了这些问题，因为挫败感，我们责备他人，又因此失去了力量。任何人、任何地方、任何事情都不具备控制我们的力量，因为“我们”是自己大脑中唯一的思考者。我们创造自己的经历、我们的现实与生活中的每一个人。

当我们在脑海中创造出宁静、和谐与平衡时，我们就会在生活之中找到它们。

颈部与咽喉真是迷人，因为很多“东西”与它们有关。颈部代表我们思维的灵活性，代表我们看到问题另一面、看到别人观点的能力。颈部出了问题，通常意味着我们固守着自己的某一信念不放。

每当我看见有人戴着那种“假衣领”，就知道这个人非常自以为是、固执，看不到事情的另一面。

弗吉尼娅·萨提亚是一位非常有智慧的家庭理疗师，她说她曾做过一些“愚蠢的研究”，发现洗盘子的方法超过二百五十种，区别在于洗盘子的人和洗盘子的工具。假如我们抱着“只有一种方法”或“只有一个观点”的信念固步不前，就会封闭自己生命的大多数可能性。

咽喉代表我们为自己发声、寻找我们想要的事物的能力，以及认可自己的能力。

咽喉出了问题，通常意味着我们觉得自己没有做某些事情的权利，觉得没资格维护自己。

咽喉痛通常和愤怒有关。如果涉及感冒，还意味着思维混乱。咽喉发炎通常意味着你非常愤怒，以至于说不出话来。

咽喉还代表体内的创造力，这是我们表达创造力的地方。当创造力受到抑制和挫败，咽喉通常就会出现问题。有许多人一辈子都在为他人活着，从未找到机会去做自己真正想做的事情，他们总在努力取悦母亲、父亲、配偶、恋人或老板。扁桃体和甲状腺问题通常都跟创造力受挫有关，原因是不能去做你真正想要做的事情。

咽喉的能量中心，即印度瑜伽中所称人体精神力量的第五大中心，就是身体内变化发生的地方。当我们拒绝改变、正处在变化的进程中或尝试改变的时候，我们的咽喉会表现得非常活跃。

当你或者别人咳嗽时，注意观察：刚才谁说了什么？我们在对什么作出回应，是怎样回应的？是拒绝，还是固执己见，抑或是正在改变？在咨询过程中，我将咳嗽作为自我发现的一种工具。每当有人咳嗽时，我会让那个人摸着自己的咽喉大声说“我心甘情愿作出改变”或是“我正在改变”。

手臂代表我们拥抱生命体验的能力与程度。上臂与我们的程度紧密相关，前臂与我们的能力紧密相关。我们将旧情感储藏在关节当中，肘部代表我们的应变能力。在生命方向的变化过程中，你灵活吗？抑或那些陈旧的情感让你停滞不前？

双手能抓、能握，还能攥紧拳头。有时，我们会松手，让事物从指缝间溜走，而有时我们又会握的时间过久。我们心灵手巧，我们分斤掰两，我们出手大方，我们手头吝啬，我们笨手笨脚，我们施以援手，我们能够掌控自己，或者我们似乎什么都掌控不了。

我们着手处理，唾手可得，放手不管，使手段耍花招，携手前行，手头就有可用或已失去控制，人手过多或人手不足，我们拥有援助之手。

双手可能是柔软的，也可能是坚硬的。思虑过多可能会患关节瘤或关节炎。紧握双手是因为害怕——害怕失去，害怕得到的永远不够，害怕如果手握得松一点就留不住。

紧紧抓住一段关系，只会让伴侣拼命逃开，握紧拳头不能带来任何新东西。手腕自由地摆动，能带来一种放松与开放的感觉。属于你的东西不会被别人拿走，所以放松下来吧。

每一根**手指**都有不同的意义。手指出现问题意味着你需要放松与放下。如果你割破了食指，表明你可能对当前的自我感到愤怒或恐惧。大拇指意味着精神方面的问题，代表担忧。食指代表自我与恐惧。中指跟性和愤怒有关，当你愤怒时，握住你的中指，让愤怒消散。如果你对男人愤怒，就握住你的右手中指；如果你对女人愤怒，就握住你的左手中指。无名指代表结合和忧伤。小指与家庭和伪装有关。

背部代表我们的支持系统。背部出问题通常意味着我们觉得自己没得到支持。我们总认为自己只有工作、家庭或配偶的支持，事实上，宇宙与生命本身都在全心全意地支持我们。

后背上部与感觉缺乏情感支持有关。你是否有这样的感觉：丈夫、妻子、恋人、朋友或老板不理解我、不支持我？

后背中部与内疚有关，所有这些东西都存储在我们的背部。你害怕看见后面有什么东西，还是你把什么隐藏在了身后？你是否感到背后被捅了一刀？

你感到筋疲力尽吗？你的财务状况一团糟，你担忧超出预算吗？那么你的后背下部可能正困扰着你。缺钱或对金钱的恐惧会让你有这样的感觉，你有多少钱与此无关。

很多人觉得金钱是生命中最重要的东西，没有钱我们就无法活下去。这不是真的。有一种东西对我们来说远比金钱更加重要、更加珍贵，没有它我们才真正不能活下去。那是什么呢？就是我们的呼吸。

我们的呼吸是生命中最珍贵的，然而，我们理所当然地以为，当我们呼气时，下一次吸气就会到来。如果我们没吸下一口气，我们坚持不了三分钟。既然创造了我们的那一力量给了我们足够的呼吸让我们终生享用，难道我们不能相信我们所需的其他一切也能获得供给吗？

肺代表在生活中接纳与付出的能力。肺部问题通常意味着我们害怕接受人生，或者觉得自己没有尽情享受生活的权利。

传统上女性呼吸都非常浅，她们常常认为自己是二等公民，没有权利占据空间，甚至有时没有权利活着。如今，这一切都在改变。女性正将自己视为社会的一分子，在各个领域都占有一席之地，呼吸也就更深、更充分。

看到女性进入运动领域让我感到快乐。女性曾经始终在田间劳作，但现在她们已经改写了历史，进入运动领域，看到这些杰出的人真是感觉棒极了。

肺气肿与烟瘾重都是否认生命的方式，它们掩饰的是认为自己完全没有存在价值的沉重念头。责备不会改变吸烟的习惯，你必须首先改变基本信念。

乳房代表母性原则。乳房出了问题，通常意味着我们对某个人、某个地方、某件事或某种经历“过于关注”。

育儿过程的一部分是允许孩子长大，我们需要知道何时把双手放开，何时拉紧缰绳，何时任其发展。过度保护无法让孩子对自己的人生负责，有时我们专横的态度确确实实阻碍了他们的发展。如果罹患乳腺癌，表示存在较深的怨恨情绪。此时应该放下恐惧情绪，并且明白我们每一个人心中都存在宇宙的智慧。

心脏自然代表爱，而我们的血液代表欢乐。我们的心脏充满爱意地将欢乐泵向全身。当我们否认自己的欢乐与爱时，心脏就会萎缩而变得冰冷，血液流动因此变得缓慢，慢慢导致贫血、心绞痛及心脏病发作。

心脏不会“攻击”我们，我们深深陷入自己营造的人生戏码，以至于常常忘记留意周围小小的欢乐。我们花费数年将所有欢乐从心中挤压出去，它真的在痛苦中倒下了。心脏病发作的人从来都不快乐。如果他们不花时间去欣赏生命中的欢乐，他们迟早将一手造成再次病发。

金子般的心、冰冷的心、开放的心、邪恶的心、充满爱意的心、温暖的心——你的心是什么样的？

胃消化了我们所有新的思想和体验。你不能接受什么？你不能接受谁？是什么让你牵肠挂肚？

当胃部出现问题时，通常表示我们不知道如何吸收新的生命经历，感到恐惧。

许多人记得民用航班开始普及时的情形：进入一个大金属管子里，乘坐它安全地穿越天空——这是一个令当时的人们非常难以消化的新理念。

当时，飞机每个座位上都有呕吐袋，大部分人都使用过这些袋子。人们尽可能小心翼翼地对着呕吐袋呕吐，然后包起来递给空姐，空姐的大部分时间都用于来回搜集这些袋子。

如今，许多年过去了，每个座位上还是有呕吐袋，但已经很少被使用了，因为我们已经消化了飞行这一理念。

溃疡仅仅是恐惧而已——认为自己“不够好”的巨大恐惧。我们恐惧被父母认为不够好，我们恐惧被老板认为不够好。我们不能接受自己本来的样子，为了取悦他人，我们把自己撕得粉碎。无论我们的工作多么重要，我们内心的自我价值感都非常低。我们害怕别人会发现我们“不够好”。

生殖器是女人最阴柔化的部分（她的女性本色），也是男人最阳刚化的部分（他的男性本色），即我们的男性原则或女性原则。

当我们对自己的性别感到不舒服时，当我们认为自己的身体是肮脏或罪恶的而排斥它时，常常会遭遇生殖器方面的问题。

我很少碰到有人在一个能用正确的名称称呼生殖器及其功能的家庭中长大。在我们的成长过程中，生殖器总是被冠以这样或那样的委婉的名称。记得你家用的是什么代名词吗？它可能是“下面”这样轻描淡写的词，这让你觉得生殖器既肮脏又恶心。是的，在我们的成长过程中，我们都相信自己大腿之间的东西不太对劲。

我觉得释放天性思潮在某种程度上是件好事，我们因此逐渐脱离了过去维多利亚时代的虚伪作风。许多人开始以一种新的开放心态看待身体的愉悦与自由。

然而，我们很少有人想到去面对自我沟通协会的创始人罗珊·拉蒙特所谓“妈妈的神”问题。你母亲在你三岁时说的有关神的一切都会存在于你的潜意识中，除非你有意识地将其从脑海中删除。那个神容易发怒、喜爱复仇吗？那个神对性的看法是什么？如果我们依旧带着早期那些对性别与身体的罪恶感，我们肯定会自我惩罚。

膀胱、肛门、阴道、前列腺与阴茎等方面的问题都源自同一领域——我们对自己的身体及其正确功能的扭曲认识。

身体的每一个器官都是生命的一种妙不可言的表现形式，

具有自己独特的功能。我们不会认为自己的肝脏或眼睛肮脏、罪恶，为什么要相信我们的生殖器肮脏、罪恶呢？

肛门与耳朵一样美丽。没有肛门，我们就没有办法排掉身体不再需要的东西，这会让我们很快死亡。我们身体的每一部分及身体的每一项功能都是完美、正常、自然又美妙的。

我让有着关于性的问题的咨询者开始关注他们的直肠、阴茎或阴道，而且要带着爱意和感激欣赏它们的功能与美好。如果你在读这一段的时候开始感到厌烦或恼怒，问问自己为什么。谁告诉你要排斥自己身体的某一部分？肯定不是神。我们的性器官能给我们愉悦的感受，否认这一点就是在制造疼痛和惩罚。性不但没有问题，而且灿烂美好。对我们来说，性生活就如呼吸或吃饭一样正常。

花一小会儿时间试着想象浩瀚的宇宙，它超出了我们的理解范畴，哪怕最顶尖的科学家用最新的设备也不能测量出它的大小。在这宇宙之中，有许许多多的星系。在远离宇宙中心的小星系当中，有一颗小小的太阳。在这小小的太阳周围，有几个极其微小的星球围着它，其中一个就是地球。

创造出整个宇宙的那个宏大而惊人的智慧，绝无可能只是一个坐在地球上空的云层上关注着我的隐私问题的老人，但我们中的很多人从小就被灌输了这样的观念。

放下那些愚蠢、过时、不再支持和滋养我们的理念，这一点至关重要。我强烈地感到，即便我们信仰某个宗教，那么关于这个宗教的概念也需要支持我们而不是反对我们。现在有如此多不同的宗教可供选择，如果有一种宗教告诉你，说你是个罪人、你是低等生物，那就放弃它，选择另一种宗教。

我绝非在提倡人们可以随意对待亲密关系，我说的是某些规则其实并不合理，因此才会有如此多的人要打破规则，成为伪君子。

当我们将对性的罪恶感从心中清除出去，并教会人们尊重并热爱自己时，他们自然会以对自己最好、让自己最愉悦的方式对待自己和他人。现在有那么多跟性有关的问题，就是因为很多人自我憎恨、自我厌恶，从而导致我们糟糕地对待自己和他人。

在学校里教授性健康知识还不够，还必须让人们理解，他们的身体、性别特征是令人欣喜的。我相信那些热爱自己和自己身体的人不会虐待自己或他人。

我发现，大多数**膀胱**问题都是因为被人激怒过，而这个人通常是我们的伴侣。有的事情让我们愤怒，而它又与我们的男性或女性特质息息相关。女性比男性更容易有膀胱问题，因为她们更容易隐藏受到的伤害。**阴道炎**通常也与伴侣的感情伤害有关。男性的**前列腺**问题很大程度上与自我价值感有关，同时也与年老、男性特征减弱有关。**阳痿**会增加恐惧感，有时也与对前任伴侣心怀怨恨有关。**性冷淡**也源自恐惧，或者源自认为身体享乐是错误的这一信念。这也来自自我厌恶，还会因为不敏感的伴侣而变得严重。

随着媒体广告增加，**经前期综合征**（PMS）已经成了一种流行病。这些广告持续强调的观念，就是女性的身体必须以多种方式经过喷香水、抹粉、不断地冲洗清洁，才勉强能让人接受。在以平等的身份形成自己的同时，女性也遭到了女性特有的生理期并不太被接受这一观点的冲击。这一观念，再加上现代人的大量的糖分的摄入，为经前期综合征创造了肥沃的生长土壤。

女性的所有生理周期，包括月经与绝经，都是正常自然的过程，我们必须接受这一点。我们的身体美好、壮丽而奇妙。

我相信**性病**也常常源自对性怀有罪恶感，这种感觉源自潜意识，即认为表达性欲是不对的。有性病的人可能有很多伴侣，那些心理和身体免疫系统虚弱的人更容易感染。近年来，异性恋人群中增加了不少疱疹患者。这是一种因为我们相信"自己很坏"而反复"惩罚"我们的疾病。疱疹容易在我们感情不安定的时候突然暴发，这给了我们许多启发。

现在，让我们带着同样的观点去看看同性恋群体。他们除了面对每个人都会有的那些问题之外，还要面对社会对他们的指责，觉得他们"真坏"。通常，他们自己的父母也会说："你真糟糕！"这是一个沉重的负担，在这样的环境下，他们很难爱自己。男同性恋者成为首先遭遇恐怖的艾滋病侵袭的群体，也就不足为奇。

在异性恋社会，许多女性畏惧变老，因为我们的信念系统围绕青春的光辉而创建。这对男人来说就没那么难，头发花白看上去很有尊严，通常男人越老越受人尊敬，人们甚至可能因此仰慕他们。

而对大多数男同性恋者来说，情况就不是如此了。每个人都曾年轻过，但符合美貌标准的很少。他们如此看重身体的外在，完全忽视人内在的感受，因此如果你不再年轻、漂亮，那么你几乎毫无价值。他们认为人不重要，只有身体才有价值。

这种思维方式是整个文化的耻辱，是认为“同性恋不够好”的另一种表达方式。

因为同性恋者这样对待彼此，所以对他们中的许多人来说，变老是一件恐怖的事情，与其变老，还不如死去。而艾滋病是一种致命的疾病。

同性恋者时常觉得，当他们变老时就会毫无用处，不再被人需要，因此先毁灭自己似乎是更好的选择，于是许多人采取了破坏性的生活方式。他们的一些观念和生活态度，比如一成不变的判断标准、拒绝与他人亲近等，都很可怕，而艾滋病就是一种可怕的疾病。

这类态度和行为模式只能引发更深层次的罪恶感。一时欢愉或许让人快乐，但对同性恋双方来说也可能是极具毁灭性的，这是逃避亲近与亲密的另一种方式。

我绝非想要挑起人们的罪恶感。然而，我们应该正视需要改变的事物，以便让我们的生命充满爱、欢乐和尊重。几十年前，几乎所有的同性恋者都会隐藏自己的身份，而如今，社会至少已经允许他们公开关系，他们也获得了一些空间。但很不幸的是，他们创造的许多东西给他们的伙伴带来了极大痛苦。

异性恋者对待同性恋者的方式常常令人难过，而许多同性恋者对待同类人的方式则很悲惨。

过去男性往往比女性拥有更多伴侣。有的男性喜欢拥有许多伴侣，只是为了满足他们对自我价值感的需求，而不是为了其中的乐趣。但如果我们“需要”几个伴侣只是为了证明自我价值，我们所做的就不是在滋养我们的生命了。我们需要转变思想。

现在该去疗愈、变得完整，而不是要谴责自己。我们应该摆脱过去的限制，每个人都是奇妙、绝美的生命个体。现在，我们要宣告这一点。

结肠代表我们释放的能力，它排掉我们不再需要的东西。身体处于生命完美的韵律与流动中，需要在摄入、消化和排泄中取得平衡。只有恐惧会阻碍我们放下旧事物。

便秘的人其实并不吝啬，但他们的脑海中通常没有“够了”这个概念。他们坚持维系那些给他们带来痛苦的陈旧关系；他们害怕扔掉衣橱中多年不穿的衣服，只因为某一天可能需要；他们一直从事令人窒息的工作，或者从不给自己任何娱乐消遣，因为他们觉得必须未雨绸缪。我们不从昨夜的残羹剩饭中寻找今天的食物，学会相信生命的进程总是能带给你所需的一切。

腿让我们在生活中前行。腿部问题通常意味着我们对前进的恐惧，或是不愿朝着某个方向前行。我们奔跑，拖着双腿前行，蹑手蹑脚地前进；我们是 X 形腿或者内八字；我们大腿很粗，脂肪过多，充满了源自童年的怨恨。不想做事常常会引发轻微的腿部问题。静脉曲张代表我们讨厌某份工作或某个地方，静脉失去了承载欢乐的能力。你是否正朝着想去的方向行进？

膝盖与颈部一样，与灵活性及适应性有关，只不过膝盖表达的是骄傲和顺从、自负与固执。前行的时候，我们时常害怕顺从，这使我们变得不再灵活，让关节变得僵硬。我们想要前进，但不想改变自己的方式，这就是膝盖问题需要很长时间才能痊愈的原因，因为我们的自我、自尊和自以为是的想法都牵涉其中。

下一次膝盖出问题的时候，问问你自己在什么地方自以为是，在哪些地方拒绝改变。抛弃你的固执，生命是流动的、运动的，要想舒适，我们必须灵活地顺应生命的运动。杨柳随风弯曲、摆动、飘扬，总是那么优雅而轻松自在。

双脚与我们的理解力有关，表现为我们对自己及（过去、现在和未来的）生活的理解。

很多老年人行走不便、步履维艰，是因为他们的理解已带有偏见，所以时常感到无处可去。小孩子们走路时手舞足蹈，老年人走路往往拖着脚，仿佛不愿前行。

皮肤代表我们的个性。皮肤病通常意味着我们的个性在某种程度上受到了威胁，我们觉得别人在控制我们。我们的皮肤很薄，有些事情会让我们耿耿于怀，感觉像被活活剥了皮，那是因为我们的神经就在皮肤下面。

治愈皮肤问题最快的方法之一，就是在心中对自己说：“我认可我自己。”每天说几百遍，把你自己的力量找回来。

意外事故并非偶然。就如我们生命中所有其他事物一样，是我们创造了它们。这并不意味着我们必须说“我想有场意外事故”，但我们的确有吸引意外事故发生的心理思维模式。有的人似乎有“意外事故倾向”，而另一些人一生可能一点小剐伤都不会有。

意外事故是表达愤怒的方式，它们表明因为不能自由表达而引发的挫败感。意外事故也暗示着对权威的反抗。我们变得如此愤怒，以至于想要打人，结果受了打击的是我们自己。当我们对自己感到愤怒时，当我们有内疚感时，当我们觉得自己需要惩罚时，意外事故就是实现惩罚的绝妙方法。

仿佛任何意外事故都不是我们的错，我们只是命运中偶发怪事的受害者。意外事故让我们得以引起别人的同情与注意，伤口得以清洗，得到照顾。我们通常会卧床休息，有时会持续相当长一段时间，同时也要忍受病痛。

身体疼痛的部位给了我们线索，使我们知道生命中的哪一领域让我们感到内疚；身体受到伤害的程度让我们知道，在多大程度上自己需要受到多么严重的惩罚，以及“刑期”会有多久。

厌食和暴食都是对自己生命的否定，是自我憎恨的一种极端表示。食物是最基本的营养补给。你为何会拒绝接受营养的滋养？你为何想轻生？你的生命中究竟发生了什么，竟然严重到让你想要彻底逃离？自我憎恨只是憎恨你拥有的某种有关自己的思想，而思想可以改变。

对你来说，有什么事是可怕的？你在一个充满指责和批评的家中长大吗？你的老师们是否很挑剔？你小时候接受的教育总强调你“不够好”吗？我们经常会努力找到“对我们而言合理”的答案，以此回答为何我们没能得到爱、没有被接纳。

由于时尚界对苗条的推崇，许多女性都有这样一种主导思想：“我不够好！我有什么用？”由此，她们会将自己的身体作为自我憎恨的焦点。她们可能会说：“如果我够瘦的话，别人就会爱我。”但这并不见效。没有什么源自外部的东西会发挥效用。自我肯定与自我接纳才是关键。

关节炎是一种由持续不断的批评模式引发的疾病，首先是对自己的批评，然后是对他人的批评。关节炎患者时常会受到许多批评指责，因为批评指责就是他们的模式。他们受困于完美主义倾向，无论何时、何种情况下都要追求完美。

你知道这个星球上有谁是完美的吗？我可不知道。为什么我们必须成为“完美的人”，只是为了让别人勉强接纳自己？这是一种对“我不够好”这一概念的强烈表达，也是一种无比沉重的负担。

哮喘，我们称之为“令人窒息的爱”。那是一种你无权呼吸的感觉。患哮喘病的孩子通常都有“过分的内疚”。无论他们所处的环境中有什么错事发生，他们都会感觉内疚。他们觉得自己没有价值，因而觉得内疚，需要自我惩罚。

有时换一个环境的地理转移疗法对哮喘有效，尤其是与家人相处不好的患者。

通常来说，患哮喘病的孩子长大后就会痊愈。这意味着当他们去上学、结婚或以某种方式离开家之后，这种病就会消失。而之后的人生中，如果某次经历可能触动了他们记忆中的某个按钮，症状会再一次出现。当这种情况发生时，他们并不是对当前的境况作出反应，而是对童年时期曾发生的事情作出反应。

烫伤、烧伤、割伤、发烧、疼痛以及各种炎症都是身体对愤怒的反应。愤怒会找到自我表达的方式，无论我们多么努力地压抑它。蒸腾的怒气必须释放。我们害怕自己发怒，怕愤怒会让我们摧毁自己的世界，然而只要你简单地说一句“这件事让我特别生气”，愤怒就会得到释放。我们不能总对老板这样说话，但我们可以击打床、在车里大叫或打网球，这些都是释放愤怒的无害的方法。

注重精神的人通常都认为自己“不应该”发脾气。的确，我们都朝着不因为自己的感受而责怪他人的方向努力，但在到达这一境界之前，承认我们当下的感受更有利于健康。

癌症是由长久埋藏在心中的怨恨引发的疾病，这种怨恨会逐渐吞噬我们的身体。童年发生的某些事情摧毁了人们的信任感，这些经历会让人终生难忘，使人们生活在自哀自怜之中，很难与他人建立并保持长期又有意义的健康关系。正因为那种信念系统，生活似乎由一系列的失望组成。无助、绝望和失落的感觉弥漫在思维中，于是责怪他人成了解决所有问题的最简单方式。癌症患者也喜欢自我批评。对我来说，学习热爱并接纳自己是治疗癌症的关键。

超重代表需要保护。我们为了避免伤害、漠视、批评、性行为和性骚扰，或者为了避免对人生的恐惧而寻求保护。选择吧。

我的体重处于正常范围。然而这些年来，我发现只要我觉得紧张或不够安全，我的体重就会增加几磅；当威胁消失后，体重就会降下来，恢复正常。

与肥胖作斗争是在浪费时间和精力。节食并不管用，你一停止节食，体重就会反弹。热爱自己、认可自己、相信生命的进程并因为你知道自己心智的力量而感到安全，是我所知最有效的减肥食谱。节制消极思想，你的体重就会恢复正常。

太多父母根本不管孩子是否遇到了问题，都会将食物塞进孩子嘴里。当这些孩子长大后，只要遇到问题，就会打开冰箱拿食物吃，并且说："我不知道我想要什么。"

在我看来，任何类型的**疼痛**都象征着内疚。因为你内疚，所以总在寻求惩罚，而惩罚引起痛苦。慢性疼痛源自长期内疚，这种内疚通常藏在内心深处，以至于我们几乎意识不到它的存在。

内疚是一种完全无用的情感，它从不会让任何人觉得好受一些，也不能使任何状况得以改变。

现在你的"刑期"已经结束，把自己从牢狱中放出来吧。宽恕只需要放弃、放下，如此简单。

中风是血液凝结，阻塞了脑部血管，切断了脑部供血。

大脑是人体的计算机，血液是欢乐，静脉和动脉是输送欢乐的通道。一切都遵循着爱的法则运行，宇宙中的每一点智慧都包含爱。如果不能体验爱和欢乐，身体的各个部位就不能正常运转并发挥功效。

消极思想会阻塞大脑，使爱与欢乐无法自由畅快地流动。

如果自由自在和犯傻不被允许，笑声就不会流动起来，爱与欢乐也一样。生活并不严酷，除非我们选择以严酷的方式看待生活。我们可以把微不足道的烦恼视为彻头彻尾的失败，也可以在遭遇巨大不幸时仍能感知到喜悦，这都取决于我们自己。

有时，当生活不能满足我们的最大利益时，我们会试图强迫生活朝某种特定的方向发展。有时，我们会让中风发作，迫使我们朝着完全不同的方向前进，以重新评估我们的生活方式。

身体僵硬代表心灵僵化。恐惧使我们墨守成规，我们发现自己很难变得灵活。如果我们相信只有一种方法可以完成某事，就会发现自己变得僵硬。其实，我们总能找到解决事情的其他方法。记住弗吉尼娅·萨提亚和她那超过二百五十种洗盘子的方法。

观察身体的哪些部位会僵硬，在自己的心智模式中查找，你会发现思想中哪些地方是固执又僵化的。

外科手术有其存在的意义，面对骨折、意外事故及初学者无法解决的状况时，外科手术发挥了积极的作用。在这些情况下，做手术更容易解决问题，这样一来，你就可以用全部注意力关注精神疗法，避免同类事件发生。

在医学专业领域，每天都有许多优秀的人投身其中，致力于帮助人们。越来越多的医生开始关注“整体疗愈”，将人体看成一个整体。然而，大多数医生无法治疗引发各种疾病的原因，他们只治疗症状、处理结果。他们治疗的方法有两种：使用药物或实施手术。外科医生一般会选择切除、切断，假如你去找外科医生，他们通常都会建议进行手术。但是，一旦决定做外科手术，你就要让自己作好准备，以便手术尽可能顺利进行，你也能尽快康复。

请外科医生或医护人员跟你合作。外科医生和他们的团队通常都意识不到，手术时病人即便失去了知觉，他的潜意识也依旧听得见所有对话。

我曾听一位女士说她做过一次急诊外科手术。在手术开始之前，她与外科医生及麻醉师交谈，请他们在手术过程中播放一些柔和的音乐，并在彼此沟通和与她交谈时使用积极的肯定句。在康复病房，她也请护士这样做。因此，手术进行得非常顺利，她康复得也很快，整个过程都感觉很舒适。

对向我咨询的人，我总是建议他们说出以下宣言：“在医院中触碰我的每一只手都是康复之手，它们表达的都是爱意。”“手术做得迅速、顺利又完美。”“我在任何时候都觉得很舒适。”

手术过后，尽可能多听一些柔和愉悦的音乐，对自己说：“我正在迅速康复，这个过程很舒适，一切都完美。我感觉一天比一天好。”

如果可能，给自己录下一系列积极的话语带到医院，在你休息和康复期间反复播放。注意你的感受，而非疼痛。想象爱从你的心脏流向手臂、进入双手，将双手放在正在康复的地方，对它说：“我爱你，我在帮你好起来。”

身体肿胀代表情感思维中的阻塞与瘀滞。我们创造了让自己“受伤”的情境，并紧抓住这些记忆不放。肿胀还代表隐匿的泪水，感觉受困或受挫，或者因为自己的局限而责怪他人。

放下过去，在时光中将它涤荡开去。收回自己的力量。不要在自己不想要的事物上徘徊，利用自己的头脑创造真正想要的东西，让自己随着生命的潮流流动。

肿瘤是错误的生长。一只牡蛎壳里进了一颗细沙，为了保护自己，就长出一层坚硬而闪亮的壳包裹了沙粒。我们称之为珍珠，认为它很美丽。

我们不放下过去的伤痛，在意它，一次次重温，最后它就会成为一个麻烦。我称之为“重播旧电影”。我认为很多女性患上子宫肿瘤是因为她们怀抱着情感伤害，她们的女性特质受到了打击，而她们对此难以释怀，我称其为“他害了我综合征”。

一段关系结束并不意味着我们有错，也不会降低我们的自我价值。重要的不是发生了什么，而是我们作何反应。我们每个人都需要对自己所有的经历负责。为了吸引更多满是爱意的行为，你需要改变关于自己的哪些看法？

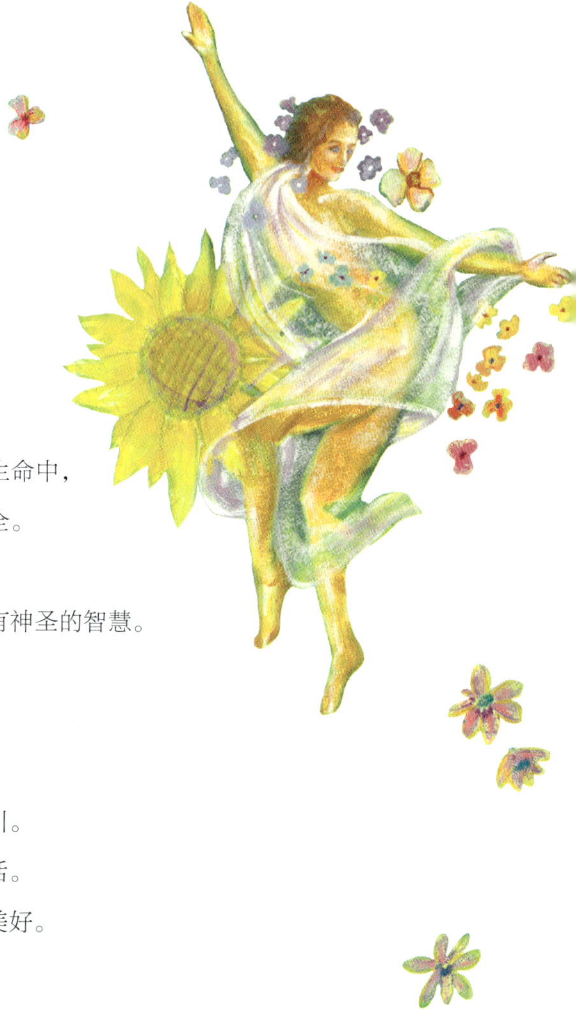

在我所处的无穷无尽的生命中，

一切都完美、完整、完全。

我将身体视为好友。

身体中的每个细胞都具有神圣的智慧。

我倾听它对我说的一切，

知道它的建议正确有效。

我总是安全的，

得到了神圣的保护与指引。

我选择健康并自由地生活。

我的世界，一切都那么美好。

第十五章

清单

我是健康、完整、完全的。

以下清单摘自我的《疗愈你的身体》一书，我列出了各种疾病及这些疾病可能的诱因。在你浏览的过程中，看看能否找出你过去或现在所患疾病与列出的可能的诱因之间的关系。

当你的身体出现问题时，可以结合这份清单采用以下方法应对：

1．查看其中的精神诱因，看看对你来说是否准确。如果不是，安静地坐下来问问自己：“我的什么想法引发了这种疾病？”

2．重复对自己说：“我愿意放下我的意识中引发这种状况的思维模式。”

3．将新的思维模式在心中重复几次。

4．假定自己已经身处疗愈的过程中。

每当你想起自己的身体状况和疾病时，就重复以上步骤。

问题	可能的诱因	新的思维模式
白内障	不能快乐地向前看。灰暗的未来。	生命是永恒的，充满欢乐。我期待未来的每一刻。
白头粉刺 （参照“粉刺”）	隐藏丑陋。	我将自己视为美丽与爱的化身。
鼻窦问题 （鼻窦炎）	对某人感到愤怒，尤其是对亲近的人。	我宣布宁静与和谐时刻包围着我，在我内心生根发芽。一切都很美好。
鼻后滴流综合征	内心的哭泣。孩子气的眼泪。觉得自己是受害者。	我承认并接受我是自己世界的创造力量。现在我选择享受人生。
鼻塞	认识不到自我价值。	我热爱并欣赏自己。
鼻子	代表自我认知。	我认识到自己的直觉能力。
痴呆 （参照“老年病”“阿尔茨海默病”）	拒绝面对现实。无望又愤怒。	我处在完美之地，任何时候都是安全的。
打鼾	顽固地拒绝抛弃陈旧模式。	我放下脑海中不属于爱和欢乐的思想。我告别过去，走向生机勃勃的新世界。
大脑	就像电脑和电话总机。	我带着爱掌控自己的思想。
儿童眼疾	不想看到家中发生的事情。	和谐、欢乐、美与安全正包围着这个孩子。
耳	代表听觉。	我用爱倾听。

※ 原书中的“问题”部分按英文首字母排序，本书按问题所属的部位排序，依次为头、颈肩、胸、腹、腰背、泌尿生殖、臀、四肢、皮肤、整体健康以及行为与精神等。——编者注

（续表）

问题	可能的诱因	新的思维模式
耳鸣	拒绝倾听。听不到内心的声音。固执。	我相信更高的自我。我带着爱意倾听内心的声音。我抛弃一切与爱相悖的行为。
耳痛 （外耳炎、中耳炎、内耳炎）	愤怒。不想听。太过混乱。父母争吵。	和谐的气氛围绕着我。我带着爱倾听愉快而美好的事。我是爱的中心。
粉刺 （参照“黑头粉刺”“白头粉刺”）	愤怒的小爆发。	我让思绪平静下来。我很平静。
干眼症	愤怒的双眼。拒绝用爱去看待世界。宁愿死也不愿宽恕。心怀愤恨。	我愿意宽恕。我把生命注入我的视野，怀着同情与理解去看。
根管 （参照“牙齿问题”）	再不能咬断任何东西。基本信念已被摧毁。	我为自己和自己的生活打下了坚实的基础。我选择让我的信念快乐地支持我。
黑头粉刺 （黑头）	愤怒的小小爆发。	我让思绪平静下来。我处在宁静祥和之中。
红眼病 （参照“结膜炎”）	愤怒与沮丧。不想看到。	我放下对于我是对的这一观念的执着。我处在平和之中。我热爱并认可自己。
花粉热 （参照“过敏症”）	情感混乱。害怕历法显示的吉凶。相信自己被迫害。内疚。	我与生命的一切都是一体的。每时每刻我都是安全的。
睑腺炎 （参照“眼睛问题”）	用愤怒的眼光看待人生。对某人感到愤怒。	我选择用爱与喜悦来看待所有人和事。

（续表）

问题	可能的诱因	新的思维模式
健忘	恐惧。逃避生活。不能坚持自我。	智慧、勇气和价值。我活得很安全。
角膜炎 （参照“眼睛问题”）	极度愤怒。期望攻击你看到的一切的欲望。	我让源自内心的爱拯救我看见的一切。我选择平静。我的世界一切都很美好。
结膜炎 （参照“红眼病”）	对生活中看到的某些事感到愤怒，觉得挫败。	我用爱的眼睛看待一切。这件事有一种和谐的解决方案，现在我接受它。
近视 （参照“眼睛问题”）	对未来的恐惧。	我接受神圣的指引，我总是安全的。
口吃	不安全感。缺乏自我表达。不被允许哭泣。	我自由地畅所欲言。此刻我对自己的表达很有把握。我只用爱与人交流。
口臭 （参照“体臭”）	糟糕的态度、卑鄙的闲言碎语、坏心思。	我温和而充满爱意地说话。我只散发美好的气息。
口腔	代表接纳新理念、吸收新营养。	我用爱滋养自己。
口腔问题	固执己见。思想封闭。不能接纳新理念。	我欢迎新理念、新概念。我作好了消化与吸收它们的准备。
口腔异味 （参照“口臭”）	愤怒和复仇的想法。生命经历退步。	我带着爱意放下过去。我选择只表达爱。
溃疡 （参照“胃溃疡” “胃灼热” “胃部疾病”）	恐惧。坚信自己不够好。是什么正将你慢慢吞噬？	我热爱并认可自己。我平静且沉着。一切都很美好。

（续表）

问题	可能的诱因	新的思维模式
溃疡疼痛	没说出口的脏话。责备。	在我可爱的世界里，我创造的只有欢乐的体验。
脸	代表我们向世界展示的东西。	做自己很安全。我表达自我。
流鼻涕	寻求帮助。内心哭泣。	我用能让我开心的方式爱自己、安抚自己。
流鼻血	需要被认可。感到不被认可、不被关注。急需爱。	我热爱并认可自己。我认识到自己的真正价值。我很棒。
聋	排斥、固执、倔强、孤僻。不想听、不想被打扰。	我听到的一切都是神圣的，我为我能听见的一切感到欣喜。我与万物是一体的。
面神经麻痹 （参照“瘫痪”“麻痹”）	过度压抑愤怒情绪。不愿表露情感。	表达自我感受是安全的。我宽恕自己。
脑垂体	代表控制中心。	我的思想与身体处在完美的平衡之中。我控制着自己的想法。
脑脊髓膜炎	激动的想法，对生命极度愤怒。	我放下所有的责备，接受生命的宁静与喜悦。
脑瘤	大脑中不正确的信念。固执。拒绝改变旧模式。	我可以轻松自如地重新编制头脑中的思想。生活中的一切都在变化，我的思想常新。
脑瘫 （参照“瘫痪”）	希望能用爱将家人团结起来。	我能促使家庭生活变得团结、友爱而平静。一切都很美好。

（续表）

问题	可能的诱因	新的思维模式
内斜视 （参照“角膜炎”）	不想看到外面发生的事情。目的与想法没有交集。	对我而言，看见是安全的。我很平和。
偏头痛 （参照“头痛”）	不喜欢被人驱使。抗拒生命的流动。对性的恐惧。	我轻松地融入生命的流动，让生命轻松舒适地提供我所需的一切。生命是支持我的。
平衡感缺失	思维涣散。注意力不集中。	我将自己置于安全中，接受生命的完美。一切都很美好。
青光眼	冷酷无情，决不宽恕。长期忍受伤害带来的压力。被这种压力压倒。	我用温柔和爱看待一切。
散光	认为自己是个麻烦。害怕真正看见自己。	现在我愿意看到自己的美与光芒。
舌头	代表愉快地体验生命中的欢乐的能力。	我为生命中慷慨赐予的一切感到欣喜。
失眠症	恐惧。不相信生命的进程。	我满怀爱意地让一天过去，然后进入平静的梦乡，我知道明天将一切顺利。
头发花白	紧张。相信存在压力和紧张。	我在生活的每个领域都觉得平和而舒适。我强壮而有能力。
头昏 （眩晕）	心浮气躁，思维涣散。拒绝观察。	我在生活中很专注、很平静。快乐、活跃对我来说是安全的。
头痛 （参照“偏头痛”）	认为自己毫无价值。自我批评。恐惧。	我热爱并认可自己。我带着爱意看待自己及所做的一切。我很安全。

（续表）

问题	可能的诱因	新的思维模式
秃顶	恐惧、紧张。试图控制一切。不相信生命的进程。	我是安全的。我热爱并认可自己。我相信生命。
外斜视	害怕注视当下。	此时此刻我热爱并认可自己。
下颌疾病（颞下颌关节、颞下颌关节功能紊乱综合征）	愤怒、怨恨、渴望报复。	我愿意改变内心引发这种状况的模式。我热爱并认可自己。我很安全。
牙齿	代表决定。	
牙齿问题	长期优柔寡断。不能分析思考，不能作决定。	我根据事实的原则作出决定。我放松地休息，因为我知道我的生活中只有正确的行为才会发生。
牙关紧闭（参照“破伤风”）	愤怒。控制欲。拒绝表达感情。	我相信生命的进程。我轻松地要求想要的东西。生命支持着我。
牙龈出血	生命中作决定时缺乏快乐的感觉。	我相信生命中发生的一切都是正确的。我很平静。
牙龈问题	没有支持自己决定的能力。生活缺乏目标。	我是一个有决断力的人。我带着爱意贯彻、支持自己的决定。
牙周脓肿（牙周炎）	因为缺乏做决定的能力而感到愤怒。软弱无力。	我认可自己。对我而言，我的决定总是完美的。
眼	代表清楚地看见过去、现在和未来的能力。	我怀着爱意和欢乐看待一切。
眼睛问题（参照“睑腺炎”）	不喜欢在生活中看到的一切。	我现在创造的生活正是自己喜欢看到的。

（续表）

问题	可能的诱因	新的思维模式
远视	对当下的恐惧。	此时此地我是安全的。我能清楚地看见。
晕厥 （血管迷走神经性晕厥）	恐惧。不能处理事情。突然发昏。	我拥有处理生命中每一件事的权利、力量与知识。
中风 （脑血管意外）	放弃。拒绝。宁死也不愿改变。否认生活。	生活时刻变化。我轻松适应了新生活。我接受过去、现在和将来的生活。
皱纹	脸部的皱纹来自心灵松懈的思想。憎恨生活。	我表达生活的喜悦，让自己完全享受生活的每时每刻。我又变得年轻了。
阻生智齿	没有给自己心理空间去创造坚实的基础。	我敞开心扉，迎接广阔的人生。有足够的空间供我成长与改变。
扁桃体炎 （参照“咽喉痛”）	恐惧。压抑的情感。创造力被扼杀。	一切美好的事物自由地流动。神圣的理念和想法通过我表达出来。我很平静。
扁桃体周炎 （扁桃体周围脓肿） （参照“咽喉痛”）	坚信自己不能畅所欲言，也不能提出需求。	满足自己的需求是我与生俱来的权利。我带着爱意轻松地提出需求。
喉部肿块 （癔球症）	恐惧。不相信生命的进程。	我很安全。我相信生命支持着我。我自由而愉快地表达自己。
喉炎	气得连话都说不出。害怕大声说话。憎恨权威。	我对想要的东西自由地提出要求。表达自我是安全的。我处在平静之中。

（续表）

问题	可能的诱因	新的思维模式
甲状腺 （参照“甲状腺肿”“甲状腺功能亢进症”“甲状腺功能减退症”）	羞耻感。觉得永远都没机会做我想做的事，什么时候才会轮到我。	我超越过去的限制，开始允许自己自由而富有创造性地展现自己。
甲状腺功能减退症 （参照“甲状腺”）	放弃。感到无望的窒息。	我用新规则创造新人生，这些规则完全支持我。
甲状腺功能亢进症 （参照“甲状腺”）	因为被忽略而愤怒。	我处在生命的中心位置。我认可我自己及我看到的一切。
甲状腺肿 （参照“甲状腺”）	因为遭受打击而感到愤恨。觉得自己是受害者。感到在生活中遭遇了挫折。愿望无法实现。	我就是自己生命的主宰，我就是我，我很自由。
肩膀 （参照“关节”“含胸”）	代表愉快地体验生活中各种经历的能力。我们的生活态度使生活成了重担。	我选择让自己的所有经历都充满欢乐和爱。
颈部 （颈椎）	代表灵活性。看到后面有什么的能力。	我的生活平静祥和。
颈部问题	拒绝看到问题的另一面。固执、不灵活。	我灵活、轻松地看到事物的各个方面。做事情的方式和看待事物的方式多种多样。我很安全。
斜颈 （参照“颈部问题”）	固执地不肯屈服。	接受其他观点很安全。
咽喉	表达的途径。创造力的通道。	我敞开心怀，快乐地唱着爱之歌。

（续表）

问题	可能的诱因	新的思维模式
咽喉痛 （参照“扁桃体炎”“咽喉”）	憋着愤怒的话没能说出口。感到不能表达自我。	我摆脱一切束缚。我就是我，我很自由。
咽喉问题 （参照“咽喉痛”）	不能为自己畅所欲言。吞下愤怒。创造力被抑制。拒绝改变。	就算制造噪音也没关系。我自由而愉快地表达自己。我轻松地为自己畅所欲言。我展现自己的创造力。我愿意改变。
肺	接纳生活的能力。	我以完美的平衡状态接纳生活。
肺部疾病 （参照“肺炎”）	抑郁。悲痛。害怕接纳生活。感到生活完全没有价值和意义。	我能完全接纳生活。我满怀爱意地充分体验生活的乐趣。
肺结核	因自私而逐渐消瘦。占有欲。残酷的想法。报复心。	当我热爱并认可自己时，就为自己创造了一个欢乐而平静的世界。
肺气肿	害怕生命中的得到。认为自己不值得活着。	充实自由地活着是我与生俱来的权利。我爱生命。我爱自己。
肺炎 （参照“肺部疾病”）	绝望。厌倦生活。不让感情的伤痛康复。	我自由地接受神圣的理念，这些理念充满生命的气息和智慧。这是崭新的一刻。
感冒 （上呼吸道疾病） （参照“呼吸系统疾病”）	同时发生的事情太多。思想疑惑、混乱。受到小伤害。存在每个冬天我都要感冒三次之类的想法。	我让思想放松且平静。我的内心和周围清明又和谐。一切都很美好。

（续表）

问题	可能的诱因	新的思维模式
冠状动脉血栓 （参照“心脏病发作”）	觉得孤独又惊恐。认为我不够好，我做得不够。我永远都做不到。	我就是生命的全部。宇宙完全支持我。一切都很美好。
咳嗽 （参照“呼吸系统疾病”）	想对整个世界怒吼：看着我！听我说！	人们都以最积极的方式关注我、欣赏我。我被爱着。
含胸 （参照“肩膀”“脊柱侧弯”）	担负着生活的重担。无助绝望。	我昂首挺胸地站着，我很自由。我热爱并认可自己。我的生活一天比一天好。
呼吸	代表接纳生命的能力。	我热爱生命。活着是安全的。
呼吸问题 （参照“窒息”“换气过度”）	害怕或拒绝完全投入生命，觉得自己一点儿都不重要，甚至没有存在的权利。	自由而充实地活着是我与生俱来的权利。我值得被爱。现在我选择充实地活着。
呼吸系统疾病 （参照“支气管炎”“感冒”“咳嗽”“流感”）	害怕完全参与到生活之中。	我很安全。我爱我的生活。
换气过度 （参照“窒息”“呼吸问题”）	恐惧。抗拒改变。不相信生命的进程。	我在宇宙的任何地方都是安全的。我爱自己，相信生命的进程。
流感 （参照“呼吸系统疾病”）	对大众负面情绪和信仰的回应。恐惧。相信统计数据。	我超越了群体信仰和历法显示的吉凶。我摆脱了过量信息和他人的影响。
佩吉特病	觉得不再有任何指望。感觉无人关心。	我知道生命正以盛大而辉煌的方式支持着我。生命爱我、关心我。

（续表）

问题	可能的诱因	新的思维模式
乳房	代表母性、养育与滋养。	我接受滋养，同时也付出，两者达到了完美的平衡。
乳房疾病：乳房囊肿、肿块、疼痛（乳腺炎）	拒绝滋养自己。总是以别人为优先。母性过重。过度保护。过度忍受。	我很重要。我有价值。现在，我用爱和欢乐关怀自己、滋养自己。我让他人自由地做自己。我们都处在安全与自由之中。
乳突炎	愤怒与沮丧。不想听到正在发生的事。通常发生在孩子身上。害怕影响理解力。	神圣的祥和与和谐包围着我，在我心中永存。我是和平、爱和欢乐的绿洲。我的世界一切都很美好。
小儿哮喘	对生命的恐惧。不想存在。	这个孩子是安全的，被人爱着。人们欢迎他，珍惜他。
哮喘	窒息的爱。不能为自己畅快呼吸。感到窒息压抑。压抑的哭泣。	现在我能够完全掌控自己的生命。我选择让自己自由。
心脏（参照“血液”）	代表爱与安全的中心。	我的心随着爱的韵律跳动。
心脏病发作（心肌梗死）（参照“冠状动脉血栓”）	为了得到金钱和地位而将快乐从心中挤走。	我将欢乐带回心中。我向所有人表达爱。
心脏疾病	长久的情感问题。缺乏欢乐。内心冷漠，坚硬。相信自己处在疲劳和压力之下。	快乐。快乐。快乐。我充满爱意地让快乐进入我的大脑、我的身体、我的生命经历。

（续表）

问题	可能的诱因	新的思维模式
胸腺	控制免疫系统的腺体。觉得受到了生活的打击。他们总跟我过不去。	我满怀爱意的思想让免疫系统保持强壮。我的内在和外在世界都很安全。我用爱倾听自己。
支气管炎 （哮吼） （参照“呼吸系统疾病”）	被家庭环境激怒。争吵、咆哮。有时沉默。	我宣告，平静与和谐在心中陪伴着我。一切都很美好。
阿米巴痢疾	相信别人想要控制你。	我是自己世界的力量和主宰。我很平静。
艾迪生病 （参照“肾上腺疾病”）	情感严重匮乏。对自己感到愤怒。	我充满爱意地照顾我的身体、思想与情感。
便秘	拒绝放弃旧思想。陷在过去中无法自拔。有时很吝啬。	在我放下过去的同时，新鲜且重要的事物就会进入我的生命。我让新生命来到身边。
肠 （参照“结肠”）	消化。吸收。轻松排除废物。	放下是很容易的。我轻松地消化和吸收我必须知道的一切，并怀着喜悦放下过去。
肠道疾病	害怕丢弃不再需要的旧东西。	我轻松自如地放弃旧思想，愉快地迎接新思想。
打嗝	恐惧。过于急迫地对待生活。	我有足够的时间和空间，去做任何我想做的事情。我很平静。
胆固醇 （动脉硬化症）	传递欢乐的通路被阻塞。害怕接受欢乐。	我选择爱我的生命。我的欢乐通路完全开放。接受欢乐是安全的。

（续表）

问题	可能的诱因	新的思维模式
胆结石 （胆石症）	苦难。固执的思想。谴责。傲慢。	放下过去能带来极大的快乐。生命是美好的，我也一样。
反胃	恐惧。排斥某种理念或体验。	我很安全。我相信生命的进程只会给我带来美好的事物。
腹部肥胖	因为得不到滋养而愤怒。	我用心灵滋养自己。我感到满足而自由。
腹部绞痛	恐惧。生命进程停止。	我相信生命的进程。我是安全的。
腹腔神经丛	勇气的反映。我们直觉力量的中心。	我相信我内心的声音。我强壮、聪明而有力。
腹泻	恐惧。拒绝。逃跑。	我的消化、吸收和排泄功能都在按照完美的秩序进行。我与生命和平共处。
肝炎 （参照“肝脏疾病”）	抗拒改变。恐惧、愤怒、憎恨。肝脏是安置愤怒与激动的地方。	我的思想纯净又自由。我弃旧迎新。一切都很美好。
肝脏 （参照“肝炎”“黄疸”）	愤怒与原始情绪之所在。	我懂得爱、平和与欢乐。
肝脏疾病	长久的抱怨。为挑剔的行为辩解，以此来欺骗自己。感觉很糟糕。	我选择敞开心怀。我寻找爱，发现爱无处不在。
回肠炎 （克罗恩病、 节段性肠炎）	恐惧、担忧，觉得自己不够好。	我热爱并认可自己。我尽力做到最好。我很棒。我很平静。

（续表）

问题	可能的诱因	新的思维模式
急性腹痛	恼怒、急躁，为周围的事感到烦恼。	这个孩子只对爱及爱的思想作出回应。一切都很平和。
结肠	对旧事物的恐惧。执着于过去不放。	我轻松地放弃不再需要的事物。过去已经结束，我得到自由。
结肠黏液 （参照“结肠”“肠”“痉挛性结肠炎”“结肠炎”）	一层层陈旧混乱的思想阻塞了排泄通道。陷入过去的泥潭中无法自拔。	我放下过去，过去已消散。我的思想很清晰。我平静而愉快地活在当下的快乐时光中。
结肠炎 （参照“结肠”“肠”“痉挛性结肠炎”“结肠黏液”）	代表放弃过去事物的难易态度。不安全感。	我是生命之流中完美韵律的一部分。一切都处在神圣的适当秩序中。
痉挛性结肠炎 （参照“肠”“结肠炎”“结肠黏液”“结肠”）	害怕放下。不安全感。	对我而言，活着很安全。生命总会给我提供需要的一切。一切都很美好。
库欣病 （参照“肾上腺疾病”）	心理不平衡。矛盾思想过多。感到被控制，自己无能为力。	我用爱平衡着自己的思想与身体。现在我选择让自己感觉良好的思想。
阑尾炎	恐惧。对生命的恐惧。将美好拒之门外。	我是安全的。我很放松。我让生命充满欢乐。
痢疾	恐惧与强烈的愤怒。	我在脑海中创造和谐与宁静，我的身体也因此和谐而宁静。
呕吐	对某些思想的强烈拒绝，对新事物的恐惧。	我安全又愉快地领悟人生。来到我身边、发生在我身上的一切都很美好。

（续表）

问题	可能的诱因	新的思维模式
脾	困扰。对事物感到迷惑。	我热爱并认可自己。我相信生命的进程支持着我。我很安全。一切都很美好。
疝气	关系破裂。紧张、有负担、不正确地表达自己。	我的思想温柔和谐。我热爱并认可自己。我就是我，我因此而自由。
肾上腺疾病 （参照“艾迪生病”“库欣病”）	失败感。不再关心自己。焦虑。	我热爱并认可自己。关心自己让我感到很安全。
肾炎 （参照“布赖特氏病”）	对失望与失败的过度反应。	在我生命中出现的行为都是正确的。我放下过去，迎接新的到来。一切都很美好。
肾脏疾病	批评、失望、失败、羞愧，像小孩一样作出回应。	我生命中的一切行为都是神圣而正确的。每一次经历得到的都是美好的东西。成长很安全。
食物中毒	允许他人获得控制权。感到毫无防备。	我有领悟我遇到的一切事物的能力、力量与方法。
绦虫	坚信自己是受害者并且不纯洁。对别人表现出的态度感到无助。	别人只会反映出我对自己的美好感觉。我热爱并认可自己的一切。
胃部	汲取养分，领悟思想。	我轻松地领悟人生。
胃部疾病 （参照“胃炎”“溃疡”“胃灼热”“胃溃疡”）	畏惧。害怕新事物。不能吸收新鲜事物。	生命总是与我和谐一致。每时每刻我都在吸收新鲜事物。一切都很美好。

（续表）

问题	可能的诱因	新的思维模式
胃溃疡 （参照“胃灼热”“胃部疾病”“溃疡”）	恐惧。认为自己不够好。急于取悦他人。	我热爱并认可自己。我心境平和。我很好。
胃炎 （参照“胃部疾病”）	因为拖延而不确定。世界末日的感觉。	我热爱并认可自己。我很安全。
胃灼热 （参照“胃溃疡”“胃部疾病”“溃疡”）	恐惧。恐惧。恐惧。紧抓恐惧不放。	我自由而充分地呼吸。我很安全。我相信生命的进程。
细菌性痢疾	压抑与绝望。	我充满着生命的活力，快乐地生活。
消化不良	内心深处的恐惧、担心和焦虑。紧握不放，又忍不住唠叨。	我平静而愉快地消化吸收所有新的生命经历。
胰腺	代表生活的甜蜜。	我的生活很甜蜜。
胰腺炎	拒绝。因为生活似乎失去了甜美感觉而感到愤怒与沮丧。	我热爱并认可自己。我自己创造了生活中的甜蜜与快乐。
易饿	无助的恐慌。疯狂地自我憎恨。	我得到了生命本身的爱、滋养和支持。对我来说，活着是安全的。
胀气疼痛 （肠胃胀气）	紧抓着不放。恐惧。没有消化的理念。	我放松下来，让生命轻松自在地从我身上流过。
背部	代表生命中的支持。	我知道生命永远支持我。
佝偻病	情感不足。缺乏爱与安全感。	我很安全，宇宙本身的爱将我滋养。

（续表）

问题	可能的诱因	新的思维模式
后背上部疾病	缺乏情感支持。觉得不被人爱。抑制爱意。	我热爱并认可自己。生命支持我、爱我。
后背下部疾病	对金钱的恐惧。缺乏财务支持。	我相信生命的进程。我需要的一切都会被妥善安排。我是安全的。
后背中部疾病	内疚。被过去的一切困扰。滚下我的后背。	我放下过去。我心怀爱意地自由向前。
脊髓灰质炎 （小儿麻痹症）	使人麻痹的嫉妒心理。想要阻止他人的欲望。	宇宙为每个人都准备了充足的供应。我用爱的思想创造我的美好与自由。
脊柱	对生命柔韧的支持。	生命支持着我。
脊柱侧弯 （脊柱侧凸） （参照“含胸”）	不能顺应生活对自己的支撑。因恐惧而试图坚持旧理念不放。不相信生命，缺乏完整性，缺乏坚定的勇气。	我放下所有恐惧。现在我相信生命的进程。我知道生活属于我，会支持我。我心怀爱意、昂首挺胸地站着。
椎间盘突出	觉得完全没有得到生命的支持。优柔寡断。	生命支持我的所有想法，因此，我热爱并认可自己。一切都很美好。
白带异常 （参照“妇科疾病”“阴道炎”）	相信女性比男性软弱。对伴侣感到愤怒。	我创造了自己的所有生命经历。我有力量。我为身为一个女人而欣喜。我是自由的。
膀胱疾病 （膀胱炎）	焦虑。紧抓陈旧思想不放。对放弃感到恐惧、厌烦。	我轻松自如地放下旧思想，迎接新思想的到来，我感到舒适而安全。

（续表）

问题	可能的诱因	新的思维模式
闭经 （参照“妇科疾病”“月经问题”）	不想做女人。不喜欢自己。	我为自己的样子感到欣喜。我是生命的完美表达，每时每刻都在完美绽放。
不育	恐惧，拒绝生命的进程，或者不想为人父母。	我相信生命的进程。我总在正确的时间和地点做着正确的事。我热爱并认可自己。
耻骨	代表对生殖器的保护。	我在性方面很安全。
大小便失禁	感情外溢。多年来对情感的强烈控制。	我愿意用心感受。对我来说，表达感情是安全的。我爱自己。
妇科疾病 （参照“阴道炎”“子宫肌瘤囊肿”“闭经”“痛经”“白带异常”“月经问题”）	否定自我。拒绝接受女性特质。拒绝女性自然规律。	我为自己的女性特质感到欣喜。我喜欢身为女人。我爱自己的身体。
睾丸	男性原则、男性本色。	做男人很安全。
经前期综合征	让混乱占据主导地位。把力量交给外在因素。否认女性生理周期。	现在由我来掌握自己的思想和人生。我是强大而精力充沛的女人。我身体的每部分都在完美地发挥其功用。我爱自己。
淋病 （参照“性病”）	因为觉得自己是个坏人而需要惩罚。	我爱自己的身体，我爱自己的性别，我爱自己。
流产 （自然流产）	恐惧。对未来的恐惧。认为很多事现在不是时候—以后再说。不适当的时机。	我生活中发生的事神圣而正确。我热爱并认可自己。一切都很美好。

（续表）

问题	可能的诱因	新的思维模式
卵巢	代表创造之源。创造力。	我在我的创造之流中保持平衡。
梅毒 （参照“性病”）	放弃自己的力量和效率。	我决定做自己。我认可自己本有的样子。
念珠菌病 （参照“鹅口疮”“酵母菌感染”）	精神涣散。非常有挫败感、非常愤怒。不信任他人，苛求他人。只接受而不付出。	我允许自己成为任何我能成为的人。我值得拥有生活中最好的东西。我热爱并欣赏自己和他人。
尿床 （遗尿）	对父母（通常是父亲）的恐惧。	人们满怀爱意、同情与理解地看待这个孩子。一切都很美好。
尿道炎	愤怒、感情强烈。被激怒。责备。	在我的生命中，我只创造快乐的体验。
尿路感染 （膀胱炎、肾盂肾炎）	被激怒。经常对异性或恋人感到恼怒。责备他人。	我舍弃意识中引发此种状况的模式。我愿意作出改变。我热爱并认可自己。
前列腺	代表男性原则。	我接受自己的男性本色，并为之感到欣喜。
前列腺疾病	精神上的恐惧削弱了男性本色。放弃。性别的压力和内疚。相信自己正在衰老。	我热爱并认可自己。我接受自己的力量。我的心灵永远年轻。
瘙痒症 （皮肤瘙痒）	渴望去做平常不会做的事。不满足。悔恨。渴望逃脱或离开。	我平静地面对所处的环境。我接受自己的美好，知道我的所有需求与愿望都会实现。

（续表）

问题	可能的诱因	新的思维模式
生育	代表进入生命这场大戏的新篇章。	现在，这个新生儿开始了一段快乐而奇妙的新生活。一切都很美好。
生殖器	代表男性与女性准则。	我就是我，我很安全。
生殖器疾病	担心自己不够好。	我为自己的生命经历感到欣喜。我本来就完美。我热爱并认可自己。
痛经 (参照“妇科疾病”“月经问题”)	对自我感到愤怒。憎恨身体或憎恨女人。	我爱自己的身体。我爱自己。我爱生命中的一切循环周期。一切都很美好。
外阴	代表弱点。	有弱点是安全的。
性病 (参照“淋病”“疱疹”“梅毒”“艾滋病”)	对性的内疚。觉得必须受到惩罚。认为生殖器是罪恶或肮脏的。虐待他人。	我满怀爱意而愉快地接受我的性别和它表达的一切。我只接受支持我、让我感觉良好的思想。
性冷淡	恐惧。否定享乐。认为性是坏东西。感觉迟钝的伴侣。对父亲的恐惧。	享受自己的身体是安全的。我为做一个女人而欣喜。
阳痿	性的压力、紧张、内疚。社会信念。对先前的伴侣怀恨在心。对母亲的恐惧。	我轻松愉快地发挥我的性别原则的全部力量。
阴道炎 （参照“妇科疾病”“白带异常”）	对伴侣恼怒。对性感到罪恶。惩罚自己。	别人反映出我对自己的爱和肯定。我对自己的性别特征感到欣喜。
月经问题 （参照“闭经”“痛经”“妇科疾病”）	排斥自己的女性身份。内疚、恐惧。相信生殖器是罪恶和肮脏的。	我接受自己身为女性的全部力量，接受身体所有正常而自然的状态。我热爱并认可自己。

（续表）

问题	可能的诱因	新的思维模式
子宫	代表创造力的源泉。	我的身体令我极为自在。
子宫肌瘤囊肿 （参照“妇科疾病”）	伴侣造成的伤害。对女性自我意识的打击。	我放下心中引发此类经历的模式。我只创造美好的生活。
子宫内膜异位症	不安全感。失望，有挫败感。用甜食代替对自己的爱。总是责备他人。	我既强大又有吸引力。做女人太棒了。我爱自己，我很充实。
肛肠出血 （便血、肛门出血）	愤怒与挫败感。	我相信生命的进程。我的生命中只会出现正确和美好的事情。
肛瘘	没有完全丢弃垃圾思想，还抱着过去的思想不放。	我充满爱意地完全放下过去。我是自由的，我就是爱。
肛门 （参照“痔疮”）	释放点。垃圾场。	我轻松愉快地丢弃不再需要的东西。
肛周脓肿	对放不下的东西感到愤怒。	放下是安全的。离我而去的，都是我不再需要的东西。
肛门瘙痒	对过去感到内疚。懊悔。	我满怀爱意地宽恕自己。我是自由的。
肛门疼痛	内疚。渴望被惩罚。感到自己不够好。	过去已经过去。现在我选择热爱并认可自己。
髋部	保持身体的完美平衡。向前迈进的主要动力。	每一天都充满欢乐。我感到平衡而自由。
瘘管	恐惧。在放下的过程中遭遇阻碍。	我很安全。我完全相信生命的进程。生命因我而存在。

（续表）

问题	可能的诱因	新的思维模式
臀部	代表力量。松弛的臀部意味着力量丧失。	我明智地使用我的力量。我很强壮。我很安全。一切都很美好。
臀部肥胖	对父母深深的愤怒。	我愿意宽恕过去，超越父母的局限，这样做很安全。
臀部问题	害怕自己作重要决定。认为没有什么可以向前发展。	我处于完美的平衡状态。每一个年龄阶段都能轻松愉快地向前行进。
痔疮 （痔） （参照“肛门”）	害怕最后期限的来临。对过去感到愤怒。害怕放弃旧思想。感到不堪重负。	我丢弃一切与爱不符的东西。我有足够的时间和空间做我想做的一切。
坐骨神经痛	虚伪。对金钱和未来感到恐惧。	我朝着越来越好的生活迈进。美好无处不在。我很安全。
抽搐	恐惧。感到被人窥视。	生命的一切都在肯定我。一切都很美好。我很安全。
抽筋	紧张。恐惧。紧握不放。	我放松下来，让思想处于平和状态。
大腿肥胖	童年时累积的愤怒，一般是对父亲的怨恨。	我将父亲视为一个没人爱的孩子，宽恕他很容易。我们都自由了。
风湿	觉得自己是个受害者。缺乏爱。长久的苦难。怨恨。	我创造了自己的经历。当我热爱并认可自己和他人时，我的经历也变得越来越好。

（续表）

问题	可能的诱因	新的思维模式
关节 （参照“关节炎”“肘”“膝盖”“肩膀”）	代表改变生命方向，以及改变时的轻松程度。	我轻松愉快地适应着各种变化。我的生活得到了神圣的指引。我总是在最好的方向上前进。
关节炎 （参照“关节”）	觉得没人爱。批评指责。怨恨。	我就是爱。现在我选择热爱并认可自己。我带着爱意看待他人。
滑囊炎	受到压抑的愤怒。想要打人。	爱能够让一切释怀，让一切放松。
鸡眼	思想固执—固执地抓住痛苦的过去不放。	我从过往中解脱出来，向前迈进。我安全且自由。
脚	代表我们的理解力—对自己、对生命、对他人的理解。	我的理解是清晰的。我愿意随着时间转变而改变。我很安全。
脚踝疾病	执拗与内疚。脚踝代表接受快乐的能力。	我应该快乐生活。我接受生命提供的一切欢乐。
脚趾	代表未来的小细节。	所有细节都会被处理好。
胫骨	理想崩塌。胫骨代表生活的标准。	我带着爱和欢乐达到我的最高标准。
橘皮组织	内心储藏的愤怒和自我惩罚。	我宽恕他人。我宽恕自己。我自由地爱，自由地享受生活。
类风湿性关节炎	对权威的极度反感。感到被欺骗、被利用。	我是自己的主宰。我热爱并认可自己。生活很美好。
拇囊炎	遇到生命的新体验时缺乏快乐。	我满怀欣喜地迎接生命中的奇妙经历。

（续表）

问题	可能的诱因	新的思维模式
拇指	代表智慧与焦虑。	我的心绪很平静。
嵌甲症	对是否拥有前进的权利感到担忧与内疚。	在生活中，掌握自己的方向是我神圣的权利。我很安全，我很自由。
食指	代表自我与恐惧。	我的心绪很平静。
手臂肥胖	因为爱被拒绝而感到愤怒。	对我来说，创造所有想要的爱是安全的。
手臂疾病	代表把握生命经历的能力。	我轻松愉快、满怀爱意地拥抱我的生命经历。
手腕	代表行动与放松。	我用智慧、爱和轻松的心态面对所有经历。
手指	代表生活的细节。	我生活中的一切细节都平和安静。
手指关节炎	渴望惩罚他人。责怪。觉得受了伤害。	我带着爱意与理解看待一切。我让一切生命经历都笼罩在爱的光辉下。
双手	抓住、掌握、控制。得到和放下。爱抚。掐捏。一切对待经历的方法。	我选择用爱、欢乐和轻松的态度来对待所有生命体验。
水肿（参照“液体潴留”“浮肿”）	有什么事或什么人是你不愿放下的？	我愿意放下过去。放下是安全的。现在我自由了。
痛风	需要控制别人。急躁。愤怒。	我很安全。我平静地对待自己和他人。
腿	载着我们向前迈进。	生活是为我准备的。

（续表）

问题	可能的诱因	新的思维模式
腕管综合征 （参照“手腕”）	对生活中看似不公的事情感到愤怒与挫败。	现在我选择创造一种欢乐而充实的生活。我轻松自在。
无名指	代表结合与悲伤。	我被祥和的爱包围。
膝盖 （参照“关节”）	代表傲慢与自负。	我灵活自如。
膝盖问题	顽固的自负与傲慢。不能弯曲。恐惧。不灵活。不愿让步。	宽恕、理解、怜悯，我的身体很柔韧，能轻松柔软地弯曲。一切都很美好。
小腿问题	对未来感到恐惧。不想移动。	我自信而快乐地前行，因为我知道未来一切都好。
小指	代表家庭与伪装。	在生命大家庭中，我做我自己。
指甲	代表保护。	我安全地伸展。
中指	代表愤怒与性欲。	我自在地接受与性有关的一切。
肘 （参照“关节”）	代表改变方向，接受新的体验。	我轻松地接受新体验、新方向和新变化。
足部问题	对未来的恐惧，害怕向前迈进。	我快乐而轻松自在地走向前方。
白癜风	感到完全置身事外。没有归属感。不属于任何一个群体。	我处于生命的中心。我完全沉浸在爱中。
疮	内心埋藏已久、没有表达出来的愤怒。	我用快乐积极的方式表达情感。

（续表）

问题	可能的诱因	新的思维模式
唇疱疹 （热病性疱疹） （参照“单纯疱疹”）	心中隐藏着愤怒的话语，但不敢说出来。	我爱自己，所以我只创造平和的经历。一切都很好。
痤疮	不能接纳自己。不喜欢自己。	我是生命的神圣表达。我热爱并接纳当下的自己。
带状疱疹 （水痘）	提心吊胆地等着最后结果。恐惧紧张。太敏感。	我相信生命的进程，所以我很放松，也很平静。我的世界一切都很美好。
单纯疱疹 （参照“唇”“疱疹”）	爱说脏话。心中藏着大量坏话。	我只用爱的语言思考与表达。我的生活平静而祥和。
毒漆树皮疹	感到毫无防备，容易受人攻击。	我强大、安全而自信。一切都很美好。
多毛症	被掩藏的愤怒。通常用恐惧掩盖其他问题。有责备他人的欲望、不愿意爱护培养自己。	我是自己满怀爱意的父母。我被爱与赞赏包围。展示自我是安全的。
鹅口疮 （参照“念珠菌病”“酵母菌感染”）	因做了错误的决定而感到愤怒。	我满怀爱意地接受自己的决定，我知道自己有改变的自由。我很安全。
脚癣	不被人接受的挫败感。不能轻松自如地前进。	我热爱并认可自己。我允许自己继续前进，这很安全。
酵母菌感染 （参照“念珠菌病”“鹅口疮”）	否认自己的需求。不支持自己。	现在我选择用充满爱意、令人愉快的方式支持自己。
疥疮	思想受到腐蚀感染。让别人有机会将自己激怒。	我精力充沛、满怀爱意，是生命的快乐表达。我属于自己。

（续表）

问题	可能的诱因	新的思维模式
狼疮 （系统性红斑狼疮）	放弃。宁死也不支持自己。愤怒与惩罚。	我自由而轻松地畅所欲言。我拥有自己的力量。我热爱并认可自己。我自由而安全。
老茧	僵化的观念和思想。恐惧具象化。	发现并体验新思想、新方法是安全的。我敞开心怀接纳一切美好。
麻风病	完全不能处理生活中的问题。长期抱有我不够好、不够干净的信念。	我超越一切限制。我得到了神圣的指引与启发。爱会治愈一切生命。
牛皮癣 （参照“皮肤病”）	害怕被伤害。让自己的感觉变迟钝。拒绝为自己的感情承担责任。	我懂得生活的乐趣。我接受生活中最好的奖赏，这理所应当。我热爱并认可自己。
脓疮 （疖） （参照“痈”）	愤怒。失去冷静。激动。	我表达爱和喜悦。我很平静。
疱疹 （生殖器疱疹） （参照“性病”）	大量跟性有关的内疚信念，认为自己需要惩罚。羞耻感。相信上苍会惩罚人。排斥生殖器。	命运支持我。我正常而自然。我为自己的性别和身体感到欣喜。我美好非凡。
皮肤	保护我们的个性。感觉器官。	做自己很安全。
皮肤病 （参照“荨麻疹”“牛皮癣”“皮疹”）	焦虑、恐惧。过去那些隐藏的垃圾思想。我受到了威胁。	我满怀爱意地用欢乐的思想和平静的心态保护自己。过去已得到宽恕，已被忘却。此刻我很自由。
皮疹 （参照“荨麻疹”）	因拖延而愤怒。用幼稚的方式引起关注。	我热爱并认可自己。我平静地对待生命的进程。

（续表）

问题	可能的诱因	新的思维模式
烧伤	愤怒。发脾气。暴怒。	我在内心和外在环境中都只创造和平与和谐。我值得拥有美好的感受。
湿疹	激烈的对抗。精神崩溃。	和谐、宁静、爱与欢乐在我内心和周围。我是安全的。
水疱	拒绝。缺乏情感保护。	我温柔地接受每一次新体验，让生命之水从我身上温柔地流过。一切都很美好。
癣	给他人机会将自己惹怒。觉得自己不够好、不够干净。	我热爱并认可自己。任何人、任何地方、任何东西都没有控制我的力量。我是自由的。
荨麻疹 （风疹） （参照“皮疹”）	隐藏的小小恐惧。小题大做。	我将平静安详带到生活的每个角落。
痈 （参照“脓肿”）	对自己受到的不公平对待产生破坏性愤怒。	我放下过去，让时间治愈生命的每一部分。
疣	怨恨的轻微表达。认为自己丑陋。	我是生命中爱和美的充分表达。
跖疣	对自己的基本理解力感到愤怒。对未来感到沮丧。	我自信而轻松地前进。我相信生命的进程，并与生活同行。
EB 病毒 （肌痛性脑脊髓炎）	强迫自己超越极限。担心自己不够好。耗尽内在支持力。与压力有关的病毒。	我放松下来，意识到自我价值。我足够优秀。人生轻松而愉快。

（续表）

问题	可能的诱因	新的思维模式
阿尔茨海默病 （参照“老年病”“痴呆”）	拒绝面对世界。绝望并无助。愤怒。	总有更好的新方式让我体验生命。我宽恕并放下过去。我会快乐起来。
癌症	深深的伤害。长久的怨恨。隐藏在内心深处的秘密和痛苦困扰着自己。带着怨恨生活。觉得 有什么用。	我充满爱意地宽恕并放下过去的一切。我选择让我的世界充满喜悦。我热爱并认可自己。
艾滋病	感到孤独无助。无人关心。深信自己不够好。否认自我。对性有罪恶感。	我是宇宙的一部分。我很重要，我被生命所爱。我有力量、有能力。我热爱并欣赏自己的一切。
白血病 （参照“血液疾病”）	残忍地扼杀灵感。觉得有什么用。	我从过去的那些限制性信念中走出来，进入自由王国。做我自己很安全。
病毒感染	生命中缺乏欢乐。苦闷。	我满怀爱意地让欢乐在我的生命中流动。我爱自己。
不治之症	不能依靠外界手段治疗。我们必须深入内心，找到治疗方法。不治之症从虚无中来，也将归于虚无。	奇迹每天都在发生。我深入内心，消除引发此种状况的模式。现在，我接受神圣的治疗方法，它真的见效了。
布赖特氏病 （参照“肾炎”）	觉得自己像个永远做错事、不够好的小孩，感觉自己是个失败者。失落感。	我热爱并认可自己。我关心自己。任何事情都难不倒我。
超重 （参照“肥胖”）	恐惧。需要被保护。逃避感情。没有安全感。自我否定。期待自我实现。	我平静地接受自己的感情。我所处之地很安全。我的安全感由自己创造。我热爱并认可自己。

（续表）

问题	可能的诱因	新的思维模式
出生缺陷	因果报应。你选择了那种到来的方式。我们选择了我们的父母和孩子。未竟的事业。	在我们的成长过程中，每一种经历都那么完美。我因我的存在感到平静。
出血	失去喜悦。愤怒。怀疑、否定的情绪。	我以完美的韵律展现和接受生命中的欢乐。
创伤 （参照“割伤”“受伤”）	对自己的愤怒与内疚。	我宽恕自己。我选择爱自己。
单核细胞增多症 （菲佛氏综合征、腺热）	因为未能得到爱与欣赏而愤怒。不再关心自己。	我热爱并欣赏自己，关心自己。我足够好。
低血糖	被生活的重担压垮。总怀疑有什么用？。	现在我选择让我的生活明快、轻松与快乐。
低血压	童年时期缺少爱。挫败感。有什么用？根本不起作用。	我选择从现在开始生活在欢乐之中。我的人生就是欢乐。
癫痫 （癫痫小发作）	有被迫害的感觉。排斥生命。激烈的斗争。自我伤害。	我选择将生命看成永恒而喜悦的。我也是永恒、喜悦、平安的。
癫痫发作	逃避家庭、逃避自己或逃避生活。	我在宇宙中很自在。我很安全，我得到了理解。
动脉疾病	动脉是传送生命中欢乐的通路。	我心中喜悦漫溢。欢乐随着每一次心跳传遍全身。
动脉硬化	拒绝、紧张。思想有限制性。拒绝看到事情美好的一面。	我对生活和欢乐完全敞开心怀。我选择带着爱意看待一切。
多发性硬化症	思想顽固僵化。铁石心肠，钢铁般坚强的意愿。不灵活。恐惧。	我选择爱与欢乐的思想，从而创造一个爱与欢乐的世界。我既安全又自由。

（续表）

问题	可能的诱因	新的思维模式
儿科疾病	相信历法显示的吉凶、社会观念和错误的规则。周围的大人有幼稚的行为。	这个孩子得到了上苍的保护，被爱包围。我们有心理上的免疫力。
儿童霍奇金病	觉得自己不够好而自责，并感到极度恐惧。疯狂地想要证明自我直至精疲力竭。为了被他人接受而忘记了生活的欢乐。	做我自己非常快乐。我本来就足够优秀。我热爱并认可自己。我表达快乐，接受快乐。
发烧	愤怒。发火。	我平和冷静地表达和平与爱。
发炎 （参照“炎症”）	恐惧。遇到紧急情况。思想上的炎症。	我的思想平和、冷静而集中。
肥胖 （参照“超重”）	过度敏感。一般代表恐惧，需要被保护。恐惧可能是为了掩饰隐藏着的愤怒和拒绝宽恕的情绪。	我被神圣的爱保护着。我总是很安全。我愿意成长，为自己的生命负责。我宽恕他人。我正以希望的方式创造着自己的生活。我很安全。
风寒	精神萎靡，心绪摇摆不定。渴望躲避起来。别管我！	我在任何时候都感到安全可靠。爱包围着我，保护着我。一切都很好。
浮肿 （参照“水肿” “液体潴留”）	陷入自己的想法走不出来。被痛苦的想法困住了。	我的思想自由畅快地流动。我轻松地穿行于各理念之间。
感染 （参照“病毒感染”）	愤怒、生气、厌烦。	我选择平静与和谐的状态。
高血压	情感问题长久未得到解决。	我满心欢悦地放下过去。我很平静。

（续表）

问题	可能的诱因	新的思维模式
割伤 （参照“受伤”“创伤”）	因为没能遵循自己的规则而惩罚自己。	我创造一个充满奖赏的生命。
更年期问题	害怕不再被需要。害怕衰老。自我否定。感到自己不够好。	我在所有周期变化中感到平衡与平静。我带着爱祝福自己的身体。
骨 （参照“骨架”）	代表宇宙的结构。	我的架构很好，我很平衡。
骨骼畸形 （参照“骨髓炎”“骨质疏松症”）	精神压力与紧张。肌肉不能舒展。精神缺乏灵活性。	我充分地呼吸着生命。我放松自己，我相信生命的流动和进程。
骨架 （参照“骨”）	结构不稳。骨架代表你的生活结构。	我强壮而健康。我的身体结构很好。
骨裂、骨折	反抗权威。	在我的世界，我就是权威，因为我是我的脑海中唯一思考的人。
骨髓	代表对自己最深的信念。代表你支持自己、关心自己的方式。	神圣的精神是我的生命架构。我处在安全之中，有人爱，也完全得到了支持。
骨髓炎 （参照“骨骼畸形”）	对生命的架构感到愤怒而沮丧。觉得没有得到支持。	我相信生命的进程，平静安详与我同在。我很安全。
骨质疏松症 （参照“骨骼畸形”）	觉得在生活中没有得到任何支持。	我支持自己。生活也会以意想不到且充满爱的方式支持我。
过敏症 （参照“花粉热”）	极度讨厌某人。否认自己的力量。	世界安全而友好。我很安全。我与生命和平共处。

（续表）

问题	可能的诱因	新的思维模式
亨廷顿病	因为不能改变别人而有怨恨。绝望。	我把所有控制的欲望都还给宇宙。我和我的生活都处于和平宁静之中。
坏疽	心智不健全。消极的思想淹没了欢乐。	现在我选择和谐的思想，让欢乐自由地流遍全身。
黄疸 （参照“肝脏疾病”）	内在与外在的偏见。失衡的理性。	我用宽容、怜悯与爱对待所有人，包括我自己。
昏迷	恐惧。逃避某些事或某些人。	我们用爱和安全包围着你。我们为你创造了一个疗愈的空间。你被爱着。
肌肉	拒绝新的体验。肌肉代表我们在生活中采取行动的能力。	我将生活视为快乐的舞蹈，并用心去体验。
肌肉萎缩	认为成长没有意义。	我超越了父母的限制。我自由地成为最好的自己。
肌萎缩侧索硬化症 （渐冻症）	不愿承认自我价值。否认成功。	我知道自己很有价值。我一定会成功。生命深爱着我。
寄生虫	把力量交给别人，让他们控制自己。	我满怀爱意地收回力量，清除所有干扰。
结节	职业生涯带来的怨恨、沮丧与受伤的自我。	我丢弃内心的拖延模式，让自己获得成功。
痉挛	恐惧将思想紧紧束缚。	我释然，我放松，我放下。生活中我很安全。
静脉曲张	站在你讨厌的环境中。气馁。感到工作过量、负担过重。	我处于真实的环境中，快乐地生活、前行。我热爱生活，我自由自在。

（续表）

问题	可能的诱因	新的思维模式
静脉炎	愤怒与沮丧。把生活受限及缺乏欢乐归咎于他人。	现在欢乐正自由地在我心中流淌。我的生活平静祥和。
狂犬病	愤怒。相信暴力是解决问题的办法。	我的内心充满平和，它将我紧紧包围。
老龄问题	社会信念。陈旧思想。害怕做自己。拒绝活在当下。	我喜爱并接纳处在任何年龄的自己。生命的每一刻都是完美的。
老年病 （参照“阿尔茨海默病”）	回到童年的 安全中。要求关怀与关注。控制周围人的一种方式。逃避现实。	神圣的保护。安全，平静。宇宙的智慧在生命的各个层面上发挥着作用。
镰状细胞贫血	相信自己不够好。这种信念摧毁了快乐的生活。	这个孩子活在生命的快乐中，被爱滋养着。上苍每天都在创造奇迹。
淋巴问题	提醒你需要将思想集中到生活的本质上来。爱与欢乐。	现在我完全将思想集中到生命的爱与欢乐上。我随着生命流动。我的心灵宁静安详。
麻痹 （参照“帕金森病”“面神经麻痹”“脑瘫”）	麻痹的思想。遭遇困境。	我是自由的思考者。我拥有各种轻松愉快的美妙体验。
麻木 （皮肤感觉异常）	不愿付出爱和关心。内心麻木不仁。	我与他人分享感情与爱。我对每个人的爱作出回应。
慢性病	拒绝改变。对未来感到恐惧。感到不安全。	我心甘情愿地改变和成长。现在，我开始创造一个安全的、全新的未来。

（续表）

问题	可能的诱因	新的思维模式
囊性纤维化	深信自己的人生不会顺利。觉得自己很可怜。	生命爱我，我爱生命。现在，我选择完全自由地接纳生命。
囊肿	回顾过去的陈旧伤痛。滋养创伤。错误的生长。	我脑海中的影像都是美好的，因为我选择如此。我爱自己。
扭伤	愤怒与拒绝。不想朝着生活的某个固定方向行进。	我相信生命的进程只会给我带来最好的东西。我处在宁静之中。
脓肿	沉浸在受到伤害和漠视、渴望复仇的思想无法自拔。	我让我的思想获得自由。过去的已经过去。我现在很平静。
疟疾	与生命和自然失去平衡。	我与生命的一切是统一而平衡的。我很安全。
帕金森病 （参照“麻痹”）	恐惧。想要控制所有事和所有人的强烈欲望。	我很放松，我知道自己很安全。生命支持我。我相信生命的进程。
疲劳	抗拒、厌倦。对做的事情缺乏爱。	我对生命充满热情，我全身充满力量与激情。
贫血症 （贫血）	消极、否定的态度。缺乏乐趣。对生活感到恐惧。觉得自己不够好。	对我而言，体验生活中每一领域的欢乐都很安全。我热爱生活。
破伤风 （参照“牙关紧闭”）	需要放下愤怒和折磨人的思想。	我允许来自我心底的爱清洗、净化并治愈我身体和情感的每一部分。
身体僵硬	死板僵化的思想。	我的思想很灵活，我很安全。

（续表）

问题	可能的诱因	新的思维模式
身体右侧	给予、放下，男性能量，男人、父亲。	我轻松自如地平衡我的男性能量。
身体左侧	代表感受力、接纳、女性力量、女人和母亲。	我的女性力量取得了完美平衡。
神经	代表沟通。接收信息。	我轻松愉快地与人沟通、交流。
神经衰弱	以自我为中心。交流通道被堵塞。	我敞开心怀，创造充满爱意的沟通、交流。我很安全，我很好。
神经痛	因为内疚而惩罚自己。沟通上的痛苦。	我宽恕自己。我热爱并认可自己。我用爱交流。
受伤 （参照“割伤”“创伤”）	对自己感到愤怒，觉得内疚。	现在我以一种积极的方式释放愤怒。我热爱并欣赏自己。
死亡	代表从人生的舞台上离去。	我满怀喜悦地向新的经历层面迈进。一切都很美好。
瘫痪 （参照“麻痹”）	恐惧。害怕。逃避所处境遇或逃避某人。抗拒。	我就是生命的全部。我能够完全适应任何状况。
糖尿病 （高血糖）	渴望原本可能发生的事。对控制的极度需求。深深的悲痛。没有留下任何甜蜜感觉。	此刻充满欢乐。现在我选择体验今日的甜蜜。
疼痛	渴望得到爱。渴望被拥抱。	我热爱并认可自己。我充满爱意，也值得被爱。
体臭	恐惧。不喜欢自己。惧怕他人。	我热爱并认可自己。我是安全的。

（续表）

问题	可能的诱因	新的思维模式
腺体	代表对身份地位紧抓不放。自我催促。	我是自己世界的主宰。
腺体疾病	很少宣扬积极的思想。总是压抑自己，拖自己后腿。	我拥有的想法与做法都是神圣的、我所需要的。我现在就向前进发。
腺体肿大	家庭冲突，争吵。孩子觉得自己不受欢迎，认为自己是个负担。	大家都需要这个孩子，深爱这个孩子，他受人欢迎。
虚弱	心理上需要休息。	我让自己的心灵度过一段愉快的假期。
血栓	欢乐停止流动。	我唤醒我的新生命。我自由流动。
血液	代表身体内的欢乐和自由流动。	我是生命的欢乐表达。我接受生活中的一切欢乐。
血液疾病 （参照“白血病”）	缺乏欢乐。缺乏思想的流通。	快乐的新理念在我的脑海中自由地循环。
血液循环	代表以积极的方式感受与表达情感。	我让爱与欢乐自由自在地在我的世界里流动循环。我爱生活。
炎症 （参照“发炎”）	对在生活中看到的各种状况感到愤怒与沮丧。	我愿意改变所有批判模式。我热爱并认可自己。
厌食 （参照“食欲缺乏”）	否认自我。极度恐惧。自我憎恨和自我厌恶。	做自己很安全。现在的我不同凡响。我选择继续生活。我选择欢乐并接纳自己。
咬伤	恐惧。对每一件小事都很敏感。	现在开始，我宽恕自己、热爱自己，直到永远。

（续表）

问题	可能的诱因	新的思维模式
液体潴留 （参照“水肿”“浮肿”）	你害怕失去什么？	我心甘情愿而愉快地放下。
硬皮病	保护自己不受生活的伤害。不相信自己能照顾好自己。	我完全放松下来，因为我知道自己很安全。我相信生命，也相信自己。
瘀伤 （瘀斑）	生活中的小小坎坷。自我惩罚。	我热爱并珍惜自己。我对自己亲切又温和。一切都很美好。
阵痛	内疚。因为内疚而寻求惩罚。	我满怀爱意地放下过去。它们重获自由，我也得到自由。如今我的内心一切都很美好。
窒息 （参照“呼吸问题”“换气过度”）	恐惧。不相信生命的进程。困在童年的记忆中无法自拔。	长大很安全。世界很安全。我很安全。
肿瘤	对过去遭受的伤害和打击耿耿于怀。逐渐积累的悔恨。	我满怀爱意地放下过去，将注意力转向崭新的一天。一切都很美好。
抓伤	觉得生活会毁掉自己，生活是骗人的，你被骗了。	我感谢生活对我如此慷慨。我很幸运。
赘生物	滋养旧创伤。累积怨恨。	我轻松自由地宽恕一切。我爱自己。我用赞美来激励自己。
动物咬伤	内心愤怒。觉得需要受到惩罚。	我是自由的。
多动症	恐惧。感到受压迫，觉得狂乱。	我很安全，所有压力都已消失。我足够优秀。

（续表）

问题	可能的诱因	新的思维模式
飞虫咬伤	对小事感到内疚。	我从愤怒中解脱出来。一切都很美好。
焦虑	不相信生命的进程，不相信生命是流动的。	我热爱并认可自己。我相信生命的进程。我很安全。
精神错乱（精神病）	逃避家庭。逃避现实，退缩。被迫与生活分离。	我的心灵知道自我表达的真实特性及其与众不同之处。
哭泣	眼泪是生命的河流，因为快乐和喜悦，也因为悲伤和恐惧。	我与自己的所有情绪和平共处。我热爱并认可自己。
冷漠	拒绝感受一切。失去自我。恐惧。	感受的过程是安全的。我向生活敞开心扉。我愿意体验生活。
上瘾	逃避自我。恐惧。不知道如何爱自己。	如今，我发现自己是多么了不起。我决定爱自己、欣赏自己。
神经质	恐惧、焦虑、挣扎、急躁。不相信生命的进程。	生命的旅途没有止境，它通向永恒，时间还有很多。我用心与人沟通。一切都很美好。
食欲缺乏（参照“厌食”）	恐惧。保护自我。不相信生活。	我热爱并认可自己。我是安全的。生活充满了安全和欢乐。
食欲旺盛	恐惧。需要被保护。总对情感做出评判。	我是安全的。感受的过程很安全。我的感受很正常，得到认同。
嗜睡	不能应对生活。极度恐惧。想要摆脱一切。不想待在这里。	我依靠神圣的智慧和指引，相信它们在任何时候都能保护我。我很安全。

（续表）

问题	可能的诱因	新的思维模式
酗酒	觉得有什么用。感到自己无用、有罪、无法胜任。自我排斥。	我活在当下。每一刻都是新的。我选择欣赏自己的价值。我热爱并认可自己。
咬指甲	挫折。吞噬自我。怨恨父母中的一方。	长大是安全的。现在我能轻松愉快地管理自己的生活。
抑郁症	因觉得自己没有得到应有的权利而愤怒。绝望。	如今，我已从他人的恐惧与限制中超脱出来。我创造着自己的生命。
意外事故	不能畅所欲言。反抗权威。相信暴力。	我丢弃内心引发这一状况的模式。我现在很平静。我有价值。
晕车 （参照“晕动症”）	恐惧。限制。觉得自己被困住了。	我自由自在地穿越时空。爱包围着我。
晕船 （参照“晕动症”）	恐惧。对死亡感到恐惧。缺乏控制。	我在宇宙中无比安全。平和无处不在。我相信生活。
晕动症 （参照“晕车”“晕船”）	恐惧。害怕失去控制。	我总能控制自己的思想。我很安全。我热爱并认可自己。
自杀倾向	认为生活只有黑白两色。拒绝看到其他出路。	我的生活充满无限可能。总有其他方法存在。我很安全。

我的世界，一切都那么美好！

新的思维模式

脸（痤疮）：我热爱并接纳现在的自己。我很棒。

大脑：生活的一切都在改变。我的成长模式是崭新的。

鼻窦：我与生命的一切是一体的。未经我许可，任何人都没有能力激怒我。我身处平静与和谐之中。我拒绝相信任何陈腐的信念。

眼睛：我很自由。我自由地向前看，因为生命永恒且充满欢乐。我用满怀爱意的双眼看待一切。没人能够伤害我。

咽喉：我能为自己发声。我自由地表达自己。我有创造力。我带着爱说话。

肺：生命的气息从我身上轻松流过。我很平静。没人能够激怒我。我自由地掌握自己的生活。

心脏：我心中满是欢乐、爱与平静。我愉快地接受生活。

肝脏：我放下一切不再需要的东西。现在，我的思想已得到净化，我的观念崭新而充满活力。

大肠：我很自由。我放下过去。生命从我身上轻松流过。我解除所有压力与重担。我活在欢乐的当下。

生殖器：我拥有力量，我允许合乎我性别原则的全部潜能轻松愉快地运转。我怀着爱和喜悦接受我的性别。没有内疚也没有惩罚。

膝盖：我心怀宽恕、宽容、同情。我毫不犹豫地向前行进。

皮肤：我用积极的方式引起别人的关注。我很安全。没人能够威胁到我的独特性。我处在平和之中。世界安全而友好。我放下所有愤怒与怨恨。无论我需要什么都会出现。我毫无负罪感地接受我的美好。我平静地对待生活中的一切琐事。

背部：生命支持着我。我信任宇宙。我自由地付出爱与信任。我勇敢又独立。

头部：平和、爱、欢乐与放松。我放松自己，进入生命之流，生命从我身上轻松流过。

耳朵：我倾听上天的声音。我听见了生命的欢乐。我是生命的一部分。我用爱倾听。

嘴：我是一个具有决断力的人。我坚持到底。我欢迎新理念和新概念。

颈部：我很灵活。我欢迎其他观点。

肩膀：我用不会带来伤害的方式释放愤怒。爱可以释放，让人放松。生活既快乐又自由。我接受的一切都很美好。

双手：我用爱轻松地处理一切想法。

手指：我放松下来，知道生命的智慧会照顾所有细节。

胃部：我轻松地消化吸收新理念。生命赞同我。没有什么能够激怒我。我很平静。

肾脏：无论在哪里，我只寻找美好的事物。正确的行为正在发生。我很满足。

膀胱：我弃旧迎新。

骨盆：形式与路径可以改变，但爱永不会消失。在所有变化的过程中，我都保持着平衡。我用爱为身体祈福。我身体的每一部分都很美丽。

臀部：我愉快地前行，生命的力量支持和维护着我。我向更好的生活迈进。我很安全。心怀爱与宽恕。我让别人自由地做自己，而我也很自由。

腺体：我完全处于平衡之中。我的系统秩序井然。我热爱生活，自由地循环。

双脚：我立足于真理之上。我愉快地向前迈进。我拥有精神层面的理解力。

新的思维模式（积极的肯定句宣言）能够滋养你的身体，让身体放松。

在我所处的无穷无尽的生命中，

一切都完美、完整、完全。

我将健康视为自然状态。

现在，我有意识地抛弃内心中可能会表现为多种疾病的思维模式。

我热爱并赞赏自己。

我用营养丰富的饮食滋养自己。

我以各种有趣的方式进行锻炼，增强体质。

我将身体视为一台美妙非凡的机器，

能够住在这样的身体里再幸运不过了。

我喜欢拥有无穷的力量。

我的世界，一切都那么美好。

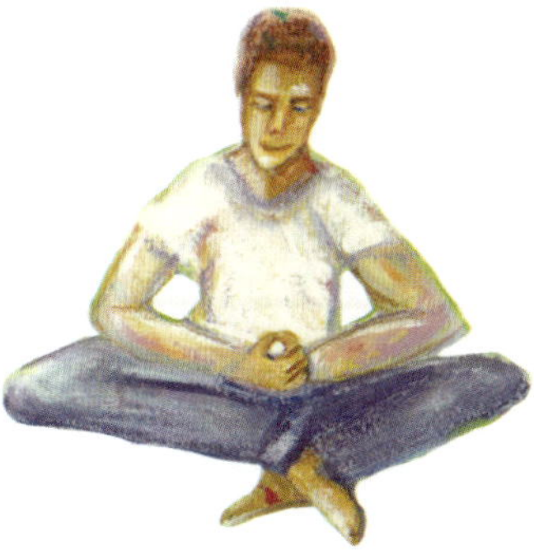

第四部分

结论

第十六章

我的故事

我们是一体的。

“你愿意简要地给我讲讲你的童年吗？”这是我对许多向我咨询的人提出的一个小问题。我并非需要知道所有细节，而是想知道问题源自怎样的模式。如果他们现在遇到了问题，引发这些问题的模式可能在很早以前就开始了。

当我还是一个十八个月大的婴儿时，我的父母就离婚了。我不记得那件事有多么糟糕，真正给我留下恐怖记忆的，是妈妈为了谋生要去别人家里做女佣，而把我交给别人照看。据说我连续哭了三个星期，照顾我的人毫无办法，妈妈因此又被迫把我领了回去另作安排。如今在我看来，作为一个单身母亲，她所做的一切让人钦佩不已，但当时的我知道和关心的，则是我再也不能得到曾经拥有的那些爱和关注了。

我一直不能确定妈妈是爱我的继父，还是只想通过跟他结婚来给我们一个家，但这不是一个好决定。这个人在欧洲长大，出身于一个严苛野蛮的德国家庭，从来就没学会以其他方式经营一个家庭。妈妈怀孕了，生了妹妹，紧接着经济大萧条的冲击就来了，于是我们被困在了一个充满暴力的家庭之中。那时，我才五岁。

雪上加霜的是，就在那时一个邻居强奸了我，我记得是一个老酒鬼。我至今还清晰地记得医生给我作检查的过程，以及我作为主要证人出庭时的情形。那人被判了十五年有期徒刑。在这之后不断有人对我说："都是你的错！"于是在此后的很多年里，我一直担心那人被释放之后会来抓住我，报复我竟如此恶劣地害他进了监狱。

我童年的大部分时间都在忍受身体和性方面的虐待中度过，还要承受繁重的体力劳动。我心中对自己的评价越来越差，似乎我的一切都不会顺利。我开始对外界表达这种思维模式。

四年级时发生的一件事情，算是我当时生活模式的典型表现。一天，学校举行一次盛大的晚会，一共有七个蛋糕可供大家分享。除我以外，大部分孩子都来自生活宽裕的中产阶级家庭。我衣着寒酸，还剪着锅盖头，穿着一双高筒黑靴子，身上散发着怪味，因为我每天都必须吃生的大蒜来"驱虫"。我家从来没有蛋糕，我们买不起。我每周会从邻家的一位老太太那里得到十美分，圣诞节和生日当天，我还能得到一美元。不过那十美分已被列入家庭预算，那一美元用来在廉价商店购买我一年的内衣。

在学校举行晚会那天，他们切了很多蛋糕，一些每天都能吃到蛋糕的孩子竟然拿到两三块。但当老师最后走到我面前时

（我当然是最后一个），已经没有蛋糕了，一块也没有。

如今，我非常清楚地知道，之所以会发生这样的状况，是因为我对自己毫无价值、不值得拥有任何东西这一观念深信不疑。这个信念将我摆在了最后，因此得不到蛋糕。那曾是我的模式，得不到蛋糕只是信念的镜像反射而已。

十五岁那年，我再也无法忍受性骚扰，逃离了家和学校。我找到一份宴会服务员的工作，发现这比我在家里不得不做的庭院劳动轻松多了。

因为极度渴望爱与友情，又因为对自我的认知如此卑微，我愿意将自己的身体交给任何一个对我友善的人。于是，刚刚过完十六岁生日不久，我就生下一个女婴。怀孕的时候，我觉得自己无力抚养她，但我能够给她找到一个爱她的好人家。我找到一对没有孩子又渴望有个孩子的夫妻。分娩前的四个月，我住在他们家。当我去医院准备生产时，我让孩子跟随他们的姓氏。

在这种情况下，我未能体会到一丝做母亲的快乐，只有失落、内疚和羞耻。那是一段我必须尽快熬过去的羞愧时光。我只记得她有着不同寻常的脚趾，就跟我的一样。如果我们能够相遇，我能有机会看到她的脚趾，我一定能认出她。孩子刚出生五天，我就离开了她。

我立刻回家，对已经成了下一个受害者的母亲说："你不能再继续这样下去，我要带你离开这里。"她跟着我，离开了我十岁的妹妹和继父，而妹妹一直受继父宠爱。

我帮母亲在一家小旅馆找到一份服务员的工作，将她安顿在一间舒适的公寓。我感到尽了自己的义务。随后，我跟一位女性朋友一起去了芝加哥。那一次，我在家乡待了一个月，之后的三十多年，我再也没回去过。

早年的那些日子里，由于在孩童时期经历过暴力，以及在很长一段时间里在心中认为自己毫无价值，我不断吸引会虐待我、经常打我的男人进入我的生活。原本我很可能会重复这样的日子，在痛骂男人中度过余生。不过，通过一些积极的工作经历，我的自尊心逐渐增强，这类男人开始渐渐离开我的生活，他们只适合我潜意识里埋藏的“我就该被虐待”这一陈旧信念模式。我不是要纵容他们的行为，但如果不是因为“我的模式”，他们就不会被我吸引。如今，虐待女性的男人甚至根本不知道我的存在，我们的模式不再互相吸引。

在芝加哥做了几年相当卑微的工作之后，我去了纽约，幸运地成了一名高级时装模特。然而，即便是为大牌设计师做模特，也不能帮助我建立起自我价值感，反而给我带来更多发现自身缺点的方法和机会。我拒绝认识到自身的美丽。

我在时尚界待了很多年，之后遇到了一位受过良好教育、非常优秀的英国绅士，并与他结了婚。我们环球旅行，进见皇室成员，并被邀请去白宫参加晚宴。虽然我是一名模特，有一个非常优秀的丈夫，但我的自我价值感依旧非常低，直到多年之后，我开始从事心理研究工作，情况才开始好转。

在结婚十四年之后，我丈夫宣布他想跟另外一个人结婚。

那时，我才刚刚开始相信好事能够持久。是的，当时我崩溃了。但时光流逝，我依旧活着，我能够感到自己的生活在发生变化。

某个春天，一位星象学家肯定地告诉我，等到秋天会发生一件小事，它会改变我的生活。

那件事真的非常小，小到七个月之后我才意识到。很偶然的机会，我去参加了在纽约的一座教堂举行的聚会。他们传达的理念对我来说很新鲜，我内心的某个声音在说："关注他们。"于是，我开始关注他们。

我不仅参加他们的礼拜活动，还参加他们每周的课程。我对美容与时装的世界失去了兴趣。在我的生命中，还有多少年可供我关注自己的腰围尺寸或是眉毛的形状呢？从高中辍学之后再也没有学过任何东西的我，如今变成了一个如饥似渴的学生，狼吞虎咽地吸收着任何能够学到的关于形而上学和疗愈的知识。

虽然大部分生活还是一如既往，但是学习新课程开始占据我越来越多的时间。

三年后，我终于成了经过认证的咨询师。我通过了考试。那是一个小小的开始。在那期间，我开始练习冥想。当时只有为期一年的培训项目，因此已经完成培训项目的我决定为自己做点特别的事。我去了艾奥瓦州的玛赫西国际大学（MIU）进修了六个月。

那里对当时的我而言堪称完美。在新学年里，每个星期一早上我们都会开始新的课程。我以前只是听说过这些科目，比如生物学、化学，甚至相对论。每个星期六的早晨都会有测试，周日自由活动，星期一早上又开始新课程。

我在那里的生活不像在纽约会有各种娱乐活动。晚饭之后，我们都回到各自房间学习。我是学校年龄最大的学生，我热爱在那里的每一分钟。学校禁止吸烟、喝酒。我们每天冥想四次。我离开那天，觉得自己一定会被机场的香烟气味熏倒。

回到纽约之后，我又开始了新生活。我变得非常活跃，积极参加各种社会活动。

我开始在午休会上发表演讲，开始会见咨询者，这很快就演变成我的全职工作。在工作之余，我受到启发，开始写《疗愈你的身体》这本书，书中简单列举了引发身体不适的精神因素。我开始巡回演讲，并开办了小型培训课。

然后，有一天，我被诊断出患了癌症。

像我这样五岁时被强奸、孩童时期经常被殴打的人，我得的是生殖系统方面的癌症不足为奇。

跟其他刚刚被告知患上癌症的人一样，我也陷入了极度恐慌。不过，由于从事的工作，我知道精神治疗法会发挥作用，我被赐予了一次亲自验证的机会。毕竟，我写了一本关于思维模式的书，我认为癌症是由埋藏已久的深沉怨恨引发的，它会逐渐吞噬人的身体。我曾一直拒绝清除源自童年的对“他们”的怨恨和愤怒，而现在没有时间可以浪费了，我还有一大堆工作要做。

“不治之症”这个词对很多人来说如此可怕，而对我而言，它意味着一种不能通过外部手段根治的特殊情况，我们必须深入内心，找到治疗的方法。如果我采取做手术的方法来摆脱癌症，不将引发它的精神模式清除干净，那么医生们就会不断“切除”我，直到我再没什么可供“切除”。我不喜欢这个主意。

如果我通过做手术的方法切除癌变部位，阻止癌细胞扩散，同时将引发这种癌症的精神模式也清理掉，疾病就不会反复。如果癌症或其他任何一种疾病复发，我认为，那并非因为我们没有将“癌症或疾病本身清理出去”，而是因为没有在思想上作出改变，从而再次创造了同样的疾病，只不过出现在身体的不同部位而已。

我还相信，如果能够消除心中引发这种癌症的精神模式，我甚至不需要做手术。因此，我告诉医生我没有钱做手术，他们勉强答应给我三个月时间。

我立即对自己的康复负起了责任，研究了所有能找到的帮助康复的方法。

我去了几家健康食品店，买下了所有有关癌症的书，我还去了图书馆，大量阅读。我仔细研究了足部反射疗法和洗肠疗法，认为这两种方法对我有利。看上去，我的身体状况似乎正朝着正常人转化。阅读了足部反射疗法的介绍之后，我想找一位治疗师。我参加了一个讲座，通常我都坐在第一排，但那个晚上我被迫坐到了最后一排。坐下不到一分钟，一位男士坐到了我身边。猜猜发生了什么？他是一位可以到患者家里治疗的足部反射治疗师。之后，他每个星期来我家三次，持续了两个月，对我的帮助很大。

我知道，必须比以往更爱自己。小时候，我很少表达爱，没有人告诉我认为自己很棒是正确的事情。我已经接受了“他们的”态度，不断挑剔、指责我，这已经成了我的第二天性。

通过在教堂的工作，我逐渐意识到，完全可以热爱并认可自己，这非常重要。然而，我总是拖延，这一点就像人们总是说明天才开始节食一样。但我已没有时间再将它置之不理了。刚开始，我很难站在镜子面前，说诸如“露易丝，我爱你，我真的爱你”这样的话。但是，坚持下来我发现，即便发生了几件在过去我一定会斥责自己的事情，现在我也不再会斥责自己，因为镜子练习和其他努力正在发挥作用，我正取得进步。

我知道，必须将童年时期就带有的那些怨恨模式清理掉。对我来说，放下责备就是一种命令。

的确，我的童年非常艰难，在精神、肉体和性方面都饱受虐待和折磨，但那都过去很多年了，不再是我如今对待自己的方式的理由。癌症正在吞噬我的身体，因为我没能宽恕过去。

现在我该去超越那些事件，并开始理解究竟什么样的经历会创造出那样对待一个孩子的人了。

在一位优秀临床理疗师的帮助下，我通过击打枕头和大声喊叫的方式，将所有尘封已久的愤怒表达了出来，这让我觉得轻松多了。然后，我开始将父母告诉我的有关他们自己童年的破碎片断拼凑起来，我开始看到他们生活的清晰画面。随着理解力的增强，从一个成年人的角度出发，我开始怜悯他们的苦痛，责备也因此开始慢慢消解。

另外，我还找到一位优秀的营养师，帮我清除多年来吃的垃圾食品在我体内堆积的毒素。我了解到垃圾食品会积累下来，在身体内形成毒素，而垃圾思想也会堆积，并在脑海中创造一个有毒的环境。营养师给我制定了严格的食谱，其中含有大量绿色蔬菜，几乎没有别的东西。在第一个月，我甚至每周洗肠三次。

我没有做手术，但作为所有这些彻底的精神净化和身体净化的战果，在我被告知患上癌症六个月后，我之前的想法得到了医学专家们的认可——正如我所料，我体内已经没有丝毫癌症迹象。我从亲身经历中知道：疾病能被治愈，只要我们愿意改变我们的思考方式、信念和行为模式。

有时，看似悲剧的事情会转变成我们生命中最好的事情。我从那次经历当中学会了很多，开始以一种新的方式来衡量生命的价值。我开始寻找对我很重要的事物，最后作了一个决定，离开纽约这个没有绿化、气候恶劣的城市。一些向我咨询的人坚持认为，如果我离开他们，他们就会死，而我向他们保证，我每年都会回来两次以检查他们的进度，我还说可以随时随地保持电话联系。因此，我关掉了咨询室，轻松愉快地坐着火车到了加利福尼亚州，决定将洛杉矶作为我的新起点。

尽管多年前我在那里出生，但除了母亲与妹妹，在洛杉矶我谁也不认识，而她俩都住在郊区，离市区大约一小时车程。

我们这一家人从来都不亲近，也不坦诚。但当我知道母亲已经双目失明一年却没有想到告诉我时，依旧感到非常惊讶和难过。妹妹“太忙”，不能见我，我也就顺其自然地开始建立新生活。

我的书《疗愈你的身体》为我打开了很多扇门。我开始参加能找到的所有关于新时代自助运动的会议。我介绍自己，在恰当的时候向别人赠送我的书。刚开始的六个月，我常常去海滩，我知道，当我开始忙起来以后，就不会有这么多闲暇时光了。慢慢地，咨询者出现了，我被邀请到处演讲，洛杉矶开始欢迎我。几年后，我就搬进了可爱的新家。

我在洛杉矶的新生活方式是在观念上的一次飞跃，它远远不同于我早年在此地的成长经历。事情进展非常顺利。我们的生活竟然能如此迅速地完全改变。

有天晚上，我接到妹妹打来的一个电话，这是我们两年多来的第一次通话。她告诉我，九十岁的母亲已经失明，几乎快聋了，而且因为摔了一跤，脊柱骨折了。我的母亲一瞬间从一个坚强独立的女人变成了一个痛苦无助的孩子。

母亲摔断了脊柱，同时也打碎了包围着我妹妹的秘密之墙，我们开始联系。我发现妹妹也有严重的背部问题，影响到坐立行走，让她备感痛苦。她默默忍受着，看上去瘦骨嶙峋，而她丈夫竟不知道她生病了。

在医院住了一个月之后，母亲打算回家，但她已不能照料自己，因此搬来与我同住。

虽然相信生命的进程，但我依旧不知道怎么处理好所有事，于是我对神灵说：“好吧，我会照顾她，但你必须帮我，你必须提供资金！”

这对我俩来说都需要一个适应过程。她到的那天是星期六，而下一周的星期五我必须去旧金山待四天。我不能把她一个人留下，但又必须走。我说：“神啊，你来处理这件事。在我离开之前，必须有一个合适的人来帮助我们。”

星期四，完美的人出现了，她来帮我收拾家，解决了我和母亲的难题。这又一次证实了我的一个基本信念：“我需要知道的一切都会显现在我面前，我需要的一切都会在正确的时间、正确的空间，按照正确的顺序来到我身边。”

我意识到，这是再一次总结人生的时刻，这是一个将童年时期起就存在于我思想中的许多垃圾清理出去的好机会。母亲在我还是个孩子的时候未能保护我，但现在我能够而且愿意照顾她。在母亲与妹妹之间，我开始了一段全新的冒险经历。

为了向妹妹提供她想要的帮助，我面临另一个挑战。我得知，许多年前我把母亲救走之后，继父就将他的愤怒和痛苦转嫁到妹妹身上，开始摧残她。

我意识到，她身体出现的问题被恐惧、紧张以及认为没人能帮她这样的观念放大了。这时，我出现了，我不想做个救世主，但我想在妹妹生命的这一刻给她一个选择健康的机会。

旧观念的瓦解过程缓慢地开始了，到现在还在继续。我为她提供了安全的氛围，我们探索各种疗法，一点一点取得进展。

另一方面，母亲的反应也非常好。她每天都尽最大努力锻炼四次，身体变得越来越强壮、灵活。我带她去装了助听器，她对生活越发充满兴致。我还说服她为一只眼睛做了白内障手术，对她而言能够重见光明是多么欣喜的事，而对我们而言，能够看到她眼中的世界也那么快乐。能够重新开始阅读，让她非常开心！

母亲与我开始找时间坐下来聊天，这是我们之前从未做过的事。我们对彼此有了新的理解。当我们一起哭泣、一起开怀大笑、紧紧拥抱的时候，我们都变得更加自由。有时候她会让我生气，那只是告诉我，在我心中还有一些东西需要清除。

* * *

母亲于一九八五年平静地离开了人世。我怀念她、爱她。我们一起完成了我们能做的一切，现在，我们都获得了自由。

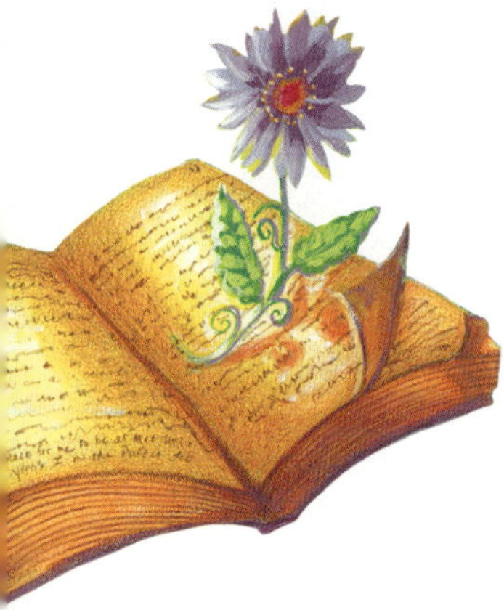

在我所处的无穷无尽的生命中，

一切都完美、完整、完全。

我们每一个人，包括我自己，

都以对我们来说意义非凡的方式体验着生命的富足和充实。

现在，我带着爱意看待过去，选择从过去的经历中学习。

没有对错，无所谓好坏。

过去已经过去，已经结束。

只有当下这一时刻的生命经历是真切的。

我爱自己，让自己从过去来到现在。

我分享我是谁、我是什么，

因为我知道我们在精神上是一体的。

我的世界，一切都那么美好。

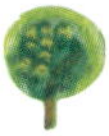

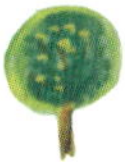

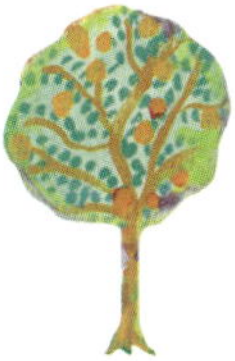

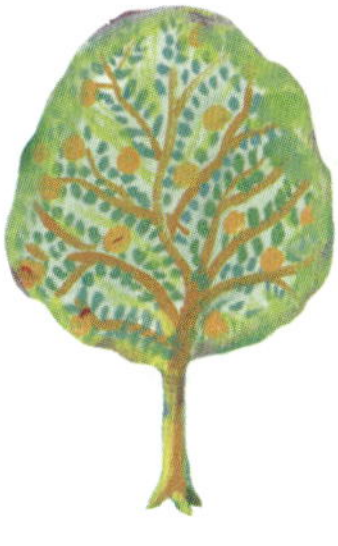

后记

在我写出《生命的重建》后的近二十年里，发生了许多事。这本书不仅实现了我最初的梦想，还尽可能多地帮助人们改变了自己的生活，让自己过得更好。

《生命的重建》全球销量已经超过三千万册，被译成二十五种语言。世界真的需要这本书，它跨越了种族与国界，在全世界传播。我想，这本书之所以成功，是因为它真的能够帮助人们改变他们的生活，而不会让他们感到内疚。

我曾花了六年半时间与艾滋病患者一起工作。那开始于六位男士来我家拜访的一个傍晚。两年之后，我们每周的聚会已经发展到了八百人，那对我来说也是一段快速成长的时期。我的心灵不断受到震撼，得到延展。在余下的人生当中，我都会记得那些经历。虽然几年前搬走之后，我已不再与海瑞德支持组织（Hayride Support Group）联系，但它至今依旧活跃于好莱坞西部。

在写完这本书之后，海瑞德组织的几位工作人员与我一起参加了《奥普拉脱口秀》节目，我们一起积极宣传有关艾滋病的信息。与此同时，我还与伯尼·西格尔博士一起出现在《唐纳修》访谈节目中。我的书登上了畅销书排行榜，而且连续在榜十三周。生活将我推向了如此多的方向，这让我感到震惊。在很长一段时间内，我每天工作十个小时，每周工作七天。

我还变成了一个小农场主，大部分时间都在我的花园里度过，与植物打交道让我获得了巨大的乐趣。我种植的是有机植物，所以即使是掉落的树叶或蔬菜叶也不会被浪费，它们会被堆成肥料。我以此增加土壤的肥力，使其富含营养。我尽可能从花园里采摘食物，一年四季都享受着新鲜的蔬菜和水果。

我的宠物狗海兰德给了我很多快乐。我不买动物，但解救他们。充满爱的时光对每个人来说都充满奇迹，包括宠物。我被无条件的爱紧紧包围，获得了无穷的快乐。

生活不断循环往复。某段时间内，你会做一些事，在另一段时间，你又继续前行。有段时间我在各地授课、做巡回演讲。我有一个十日深度培训项目，后来又有两年时间，我们巡回举办“展望未来座谈会”。现在我进入半退休状态，真正地享受生活。

在我七十四岁的时候，我对生活的看法有了一些变化。我对我们应该怎样度过晚年非常感兴趣。我喜欢“成为一位卓越老人并将余生视为珍宝”这个主意。于是，我也跟他人分享如何成就卓越晚年的经验方法，并帮助他们在社会中成为充满智慧的师长。我相信，我们都能够在包括最后一刻在内的余生中保持健康活力，尽情享受生活的每一刻。

《生命的重建》的出版催生了海氏出版公司（Hay House）

的成立，与本书有关的书与光碟都由这个出色的小出版机构出版。我们专门出版不同作者有关自助类的书籍和音像作品。通过帮助他人改善生活质量来获得盈利，让人感觉良好。我真的喜欢用关于“在精神修行的路上我们是谁”的明确信息，来支持其他作者。

一位星象学家曾告诉我，在我出生时，星象图显示我将以一对一的方式帮助许许多多的人。当然，那时录音机还没被发明出来，所以很难解释那个星象图。但是，由于科学技术奇迹般地发展，我的声音将随着播放器陪伴成千上万的人进入甜美的梦乡。

很多素未谋面的人觉得他们认识我，因为我们一起度过了那么多亲密的时光。我做的事情的美妙之处在于，它让我在任何地方都能得到爱的问候，这是多么好的机遇。人们觉得我是他们的老朋友，曾帮他们走过一段又一段艰难时光。

现在，我有一个露易丝·海的建议专栏，这个专栏名叫“亲爱的露易丝”，或者叫“向露易丝提问”，不同的出版机构使用了不同的名称。这个专栏开始于几年前，最初由《心灵科学》杂志开办，现在已经在五十家不同的出版物上发表，有超过一百万名读者。

接下来，生命会将我引向何处？我不知道。但是，我完全敞开心扉，接受下一次奇妙的旅程。

露易丝·海

2000 年 11 月

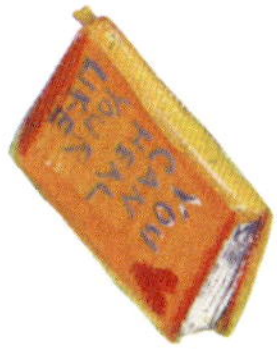

在我生命的中心深处，充满了无限美好的爱。现在我让爱涌现出来，充盈着我的心灵、我的身体、我的大脑、我的意识、我的一切，然后从我身上散发出去，奔向各方，最后又成倍地回到我身上。我运用和给予的爱越多，我必须给予的就越多，爱没有止境。使用爱让我感觉良好，那是我内心欢乐的表达。

我爱自己，因此我满怀爱意地照顾我的身体，我满怀爱意地用富含营养的饮食滋养自己，我满怀爱意地修饰装扮自己。我的身体也就满怀爱意地用生机勃勃的状态和能量作出回馈。

我爱自己，因此我为自己提供舒适的家，那里满足了我的一切需要，住在里面是一件快乐的事。我用爱装满每一个房间，不管谁进来，包括我自己，都会感到这份爱的存在，被这份爱滋养。

我爱自己，因此我做自己真正喜欢的工作，做能够充分发挥自己创造天赋和才能的工作，与我爱的人和爱我的人一起工作，为我爱的人和爱我的人工作，获得丰厚的收入。

我爱自己，因此我用充满爱意的方式行动和思考，我用充满爱意的方式对待每一个人，因为我知道我付出的都会成倍地回来。我只吸引充满爱意的人进入我的世界，因为他们是我的镜像反映。

我爱自己，因此我宽恕并完全放下过去的一切经历，从而获得自由。

我爱自己，因此我完全活在当下，体验每一刻美好时光，知道我的未来是光明、喜悦与安全的，因为我是一个被宇宙爱着的孩子，宇宙充满爱意地呵护着我，从现在直到永远。事实就是这样。

* * *

一直以来我都相信："我需要知道的一切都会显现在我面前。我需要的一切都会到来。我的生活一切都很美好。"

没有新的知识。一切都是古老而永恒的。将智慧与知识总结起来，让大家在疗愈的道路上从中获得帮助，我感到非常快乐。

我将此书献给所有曾经帮助过我的人、教会我知识的人：献给众多向我咨询的人，献给我在此领域的朋友，献给我的老师，也献给从我身上流过、其他人也需要聆听的神圣而无穷的智慧。

图书在版编目（CIP）数据

生命的重建 /（美）露易丝·海著；万之逸译．——2版．——海口：南海出版公司，2024.1（2025.11重印）
ISBN 978-7-5735-0610-8

Ⅰ．①生… Ⅱ．①露… ②万… Ⅲ．①心理健康－普及读物 Ⅳ．①R395.6-49

中国国家版本馆CIP数据核字（2023）第198029号

著作权合同登记号 图字：30-2009-194

生命的重建
〔美〕露易丝·海 著
万之逸 译

出　　版 南海出版公司 (0898)66568511
　　　　 海口市海秀中路51号星华大厦五楼 邮编 570206
发　　行 新经典发行有限公司
　　　　 电话(010)68423599 邮箱 editor@readinglife.com
经　　销 新华书店

责任编辑 张　锐
特邀编辑 姜一鸣
营销编辑 周昕诺 陈兆鑫
装帧设计 陈慕阳
内文制作 田小波

印　　刷 北京奇良海德印刷股份有限公司
开　　本 880毫米×1230毫米 1/32
印　　张 8
字　　数 160千
版　　次 2011年10月第1版 2024年1月第2版
印　　次 2025年11月第3次印刷
书　　号 ISBN 978-7-5735-0610-8
定　　价 59.00元

本书作者不是要为读者提供医疗建议，也不是要把任何方法在未经医生允许的情况下作为治疗方式推荐给读者，以直接或间接用于处理生理或医学问题。

作者的目的是希望提供一些信息和建议，帮助你追求整体的、自然的健康。你有权为了你自己而使用书中的任何信息，但作者和出版方对你的行为不承担任何责任。